CONGRÈS DES MÉDECINS ALIÉNISTES ET NEUROLOGISTES

DE FRANCE ET DES PAYS DE LANGUE FRANÇAISE

SIXIÈME SESSION. — BORDEAUX, 1895

DES

IMPULSIONS IRRÉSISTIBLES

DES ÉPILEPTIQUES

PAR LE

Dr Victor PARANT

DIRECTEUR MÉDECIN DE LA MAISON DE SANTÉ PRIVÉE DE TOULOUSE

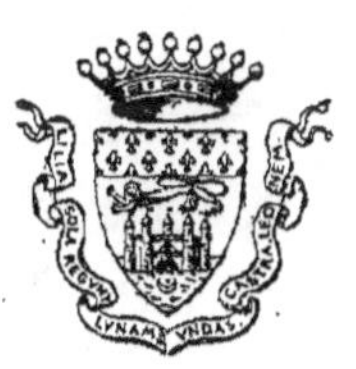

BORDEAUX

G. GOUNOUILHOU, IMPRIMEUR DE LA FACULTÉ DE MÉDECINE

11 — Rue Guiraude — 11

1895

CONGRÈS DES MÉDECINS ALIÉNISTES ET NEUROLOGISTES

DE FRANCE ET DES PAYS DE LANGUE FRANÇAISE

SIXIÈME SESSION. — BORDEAUX, 1895

DES
IMPULSIONS IRRÉSISTIBLES
DES ÉPILEPTIQUES

PAR LE

Dr Victor PARANT

DIRECTEUR MÉDECIN DE LA MAISON DE SANTÉ PRIVÉE DE TOULOUSE

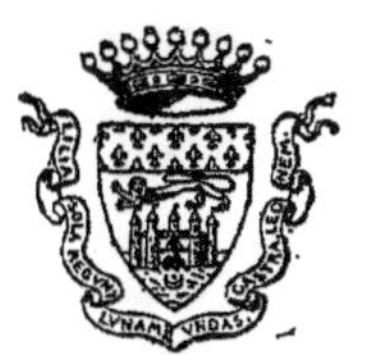

BORDEAUX

G. GOUNOUILHOU, IMPRIMEUR DE LA FACULTÉ DE MÉDECINE

11 — Rue Guiraude — 11

1895

TROISIÈME QUESTION

DES

IMPULSIONS IRRÉSISTIBLES DES ÉPILEPTIQUES

Rapport du Dr Victor PARANT,

Directeur-Médecin de la Maison de Santé privée de Toulouse.

Les impulsions irrésistibles des épileptiques appartiennent au groupe des délires de courte durée; elles le constituent même en majeure partie, ce qui leur donne, au point de vue médico-légal, une grande importance.

Leur histoire est de daté toute récente. Nous qui commençons à les bien connaître, nous pouvons nous étonner que les anciens ne les aient presque pas remarquées. Ils ne connaissaient guère que la manie ou fureur épileptique. Nos grands aliénistes du commencement du siècle, Pinel, Esquirol, semblent, sur ce sujet, n'en avoir pas su davantage que leurs devanciers.

Deux maîtres plus récents, Morel et M. J. Falret, ont été vraiment les initiateurs de cette histoire. Tous deux, dans des conditions différentes et en même temps, ont appelé sur les impulsions irrésistibles des épileptiques l'attention qu'elles méritent. Morel n'en a étudié qu'une des faces. M. J. Falret, étendant ses regards, les a décrites dans leur ensemble, et la description qu'il en a faite, pour laquelle cependant il n'avait aucun guide, aucun modèle, s'est trouvée du premier coup si excellente que les traits en ont gardé leur netteté première.

Depuis le jour où parut le travail de M. J. Falret, la science médicale a fait, sur ce sujet, des acquisitions nouvelles. D'autre part, certaines particularités, principalement celle sur laquelle Morel avait appelé l'attention, ont donné matière à des discussions, qui offrent un intérêt direct à la médecine légale et qui semblent à quelques-uns n'avoir pas encore reçu une conclusion définitive.

Pour constater ces acquisitions nouvelles, pour arriver à résoudre les points en litige, il n'est donc pas hors de propos de se livrer à une étude aussi complète que possible de la question.

Il faut considérer d'ailleurs que le sujet, au point de vue de la médecine légale, est des plus délicats. En effet, pour ceux qui ne sont pas familiers avec les choses de la médecine mentale, les délires transitoires sont une source d'étonnement constant. Les magistrats, les jurys devant lesquels, à cause d'un inculpé, le médecin a mission d'en faire connaître l'existence, manifestent parfois de la défiance à leur égard et ne veulent se laisser convaincre qu'à bon escient. Ils comprennent difficilement qu'un individu puisse n'être aliéné que pour un court espace de temps, pour un intervalle qui, dans certains cas, n'est que de quelques minutes. La science doit donc, en se présentant devant eux, leur donner toutes les garanties de certitude dont ils ont besoin.

Ces garanties, en ce qui concerne les impulsions irrésistibles, sont actuellement très grandes et doivent inspirer toute confiance. Il n'est pas inutile de le constater, tout en reconnaissant que, sur certains détails, elles visent à une solidité plus grande encore et que les recherches qui les concernent n'ont pas dit leur dernier mot.

Parmi les points qui nous semblent devoir solliciter l'attention d'une manière particulière, nous signalerons les suivants :

1º La détermination des manifestations impulsives auxquelles Morel donnait le nom d'*épilepsie larvée*, dont quelques aliénistes contestent l'existence et dont la réalité semble cependant établie par des notions probantes et certaines.

2º La précision des symptômes qui, en dehors de la connaissance des accidents épileptiques convulsifs, permettent de rattacher à l'épilepsie les impulsions qui lui sont propres.

3º La recherche des faits où les impulsions épileptiques proprement dites surviennent, en dehors des accidents convulsifs.

4° L'examen des conditions où, en dehors des impulsions proprement dites, les épileptiques doivent être considérés comme irresponsables de leurs actes.

Bien d'autres particularités méritent qu'on s'en occupe : ainsi, par exemple, la manière dont se produit la perte de la conscience dans les impulsions irrésistibles. Nous aurons à les indiquer à mesure qu'elles se présenteront à nous.

I. — De la spontanéité impulsive des épileptiques.

Il serait intéressant de savoir pourquoi les épileptiques ont des impulsions irrésistibles et de déterminer quelles sont les modifications essentielles du système nerveux qui donnent naissance à ces manifestations singulières dans lesquelles l'individu est poussé à agir parfois avec une certaine régularité, mais comme le ferait une machine mise en mouvement par un mécanisme caché, sans que son intelligence y participe comme elle a l'habitude de le faire.

Mais, dans l'état actuel de la science, rien ne permet d'arriver à cette détermination, pour laquelle on ne peut émettre que des hypothèses. Aussi, nous nous abstiendrons de nous livrer à son sujet à des considérations qui seraient sans utilité pratique; nous nous bornerons à établir le fait, qui est que les épileptiques sont sujets à avoir des impulsions irrésistibles.

Avant d'aborder l'étude de ces impulsions irrésistibles proprement dites, nous devons toutefois faire une constatation qui, au point de vue de la médecine légale, peut être d'une réelle importance. Nous devons reconnaître que tout épileptique possède en lui-même des tendances particulières, susceptibles de se manifester en bien des circonstances, et qui, sans être assimilables aux grandes impulsions, aux impulsions inconscientes, peuvent, dans une certaine mesure, en être considérées comme la base, comme le terrain de formation.

Les tendances dont il s'agit ont leur raison d'être dans la maladie même; pour les comprendre, il faut partir des notions les plus récentes sur la nature de l'épilepsie.

Les théories qui faisaient consister cette maladie en troubles essentiellement circulatoires des centres nerveux sont aujourd'hui abandonnées; ni l'anémie cérébrale ni l'hyperémie n'ont d'ailleurs jamais expliqué complètement les diverses manifestations de l'épilepsie. Sans doute encore les troubles vasomoteurs y ont de l'importance et y jouent un rôle; mais ce rôle n'est que secondaire et n'intervient que d'une manière en quelque sorte accessoire.

Ce qui semble bien plus voisin de la réalité, c'est de considérer que l'épilepsie est une maladie de nature irritative. Les recherches physiologiques entreprises pour étudier expérimentalement les fonctions du cerveau, et auxquelles sont attachés les noms de Ferrier, de Hughlings Jackson, de François Franck et d'autres, ont montré que l'irritation, que l'excitation mécanique des centres nerveux produisaient des accidents comparables à ceux de l'épilepsie, notamment pour ce qui est des convulsions, des troubles de la motilité.

De là à inférer que l'élément primordial de l'épilepsie agit de la même manière, il n'y avait qu'un pas, qui a été franchi. Hypothèse encore, dira-t-on? Sans doute, mais hypothèse bien légitime et qui paraît du genre de celles qui ont maintes fois fait avancer la science. Il ne faut pas d'ailleurs être sceptique au point de rejeter l'existence de tout ce qui n'a point été constaté directement; dans les sciences expérimentales, où la médecine tient le premier rang, les analogies suffisent pour expliquer nettement bien des phénomènes.

L'épilepsie est donc une maladie de nature irritative; elle consiste en une irritabilité chronique des centres nerveux, irritabilité toujours existante, toujours disposée à se manifester, et dont les signes se présentent d'une manière à la fois constante et continue, quoique intermittente et irrégulière.

Un autre point sur lequel tout le monde à peu près est d'accord, c'est que le mal convulsif résulte de la mise en jeu morbide de l'excitabilité réflexe des centres nerveux. A. Foville, dont nous nous plaisons à rappeler ici le nom, l'a soutenu le premier en France, en s'appuyant à la fois sur les recherches physiologiques de Marshall Hall et sur d'importantes considérations cliniques. Comme au temps où il publia son mémoire sur ce sujet on en était encore à cette croyance que l'écorce cérébrale est inexcitable, il crut devoir se rallier à l'opinion de Marshall Hall, qui considérait la moelle allongée comme le centre producteur de l'épilepsie. Cependant on sent qu'il avait des doutes, que sa conviction à cet égard n'était pas absolue, car, allant au-devant des découvertes ultérieures, il s'est demandé si les centres supérieurs eux-mêmes ne peuvent pas participer à la production des manifestations convulsives lorsqu'ils subissent une excitation locale (¹).

Les recherches des expérimentateurs dont nous avons parlé n'ont pas tardé à montrer que l'aptitude à produire l'épilepsie n'est point limitée seulement à la moelle allongée, et que, s'il y a une épilepsie spinale, il y a aussi des épilepsies dues aux irritations des extrémités nerveuses, du cervelet, enfin du cerveau, soit de certaines de ses parties blanches, notamment de la zone motrice du centre ovale, soit surtout de la substance grise corticale. C'est donc avec raison que M. Burlureaux, qui a présenté un tableau bien complet des résultats obtenus, et au travail duquel nons renvoyons pour plus amples informations, a pu dire « que la question a été étudiée avec une précision véritablement scientifique et que, malgré les immenses difficultés du sujet, on a pu arriver à des résultats concluants, qui concordent d'ailleurs de tous points avec ceux que fournit la clinique » (²).

C'est dans les centres moteurs que se développe le plus habituellement l'excitabilité réflexe de l'épilepsie; il en résulte des convulsions. Mais l'épilepsie n'est pas tout entière dans les convulsions; si celles-ci en sont le phénomène le plus ordinaire et le plus facile à constater, elles n'y sont pas seules. On y observe encore des troubles de la sensibilité. On y rencontre enfin, et c'est là ce qui pour le moment nous intéresse le plus, des perturbations qui ont un retentissement direct sur les fonctions intellectuelles.

On a coutume de comparer à une sorte de décharge électrique les accidents excito-moteurs qui sont la base du mal épileptique. D'après M. Christian, ce serait Schrœder van der

---

(¹) A. FOVILLE. — *Considérations physiologiques sur l'accès d'épilepsie*, th. de Paris, 1857.

(²) BURLUREAUX. — Article *Épilepsie*, dans le *Dictionnaire encyclopédique des Sciences médicales*.

Kolk qui, le premier, aurait comparé le système nerveux à une bouteille de Leyde se chargeant progressivement et dont les décharges, dites ici *convulsions épileptiques*, seraient provoquées par une cause irritative quelconque (¹).

La comparaison n'est point entièrement juste. L'électricité accumulée dans la bouteille de Leyde n'en sort que pour atteindre un objet extérieur. Dans l'épilepsie, le système nerveux décharge sur lui-même l'espèce d'électricité qu'il a emmagasinée ; il est à la fois l'accumulateur et l'objet frappé ; il serait peut-être plus exact de dire que cette électricité, si électricité il y a, produit ses effets à la manière d'un orage, qui éclate tantôt dans un point, tantôt dans un autre, et dont les résultats sont divers suivant les endroits qu'il frappe, suivant son intensité et suivant le nombre de ses coups. Quoi qu'il en soit, l'expression a été admise et est certainement d'un usage commode dans le langage médical.

La décharge électrique peut frapper dans les centres nerveux des points divers et donner naissance à des phénomènes différents suivant les points qu'elle touche, que ce soit un centre moteur, un centre de sensibilité, ou les parties de l'écorce cérébrale qui servent d'organe à la manifestation de l'intelligence.

Par analogie avec les convulsions musculaires, on a donné le nom de *convulsions mentales* aux phénomènes que produit l'excitation épileptique dans les centres supérieurs intellectuels. Et de même que les convulsions musculaires ont bien des degrés, tantôt générales et tantôt partielles, tantôt prolongées ou répétées, d'autres fois assez courtes et ne se manifestant que par un seul accès, de même les convulsions mentales sont très variables d'intensité, de forme et de durée.

Dans leur expression la plus grave, elles sont la manie ou fureur épileptique, la folie désordonnée et violente, dans laquelle le trouble mental et le désordre des actes sont portés à leur plus haut paroxysme.

Dans d'autres conditions, elles s'expriment par des absences, par des vertiges, par des hallucinations momentanées, par des actes subits, transitoires, automatiques, par des

(¹) CHRISTIAN. — *Épilepsie, folie épileptique*, p. 35. Paris, Masson, 1890.

accidents de toute espèce, dans lesquels on reconnaît nettement la participation des territoires sensoriels et intellectuels de l'écorce cérébrale.

Ces diverses manifestations morbides sont les plus éclatantes de l'épilepsie mentale, celles où se déclare le mieux la tendance impulsive, l'impulsion irrésistible.

Mais elles ne sont en quelque sorte que l'accident. Derrière elles, à côté d'elles, il y a l'état habituel dont nous nous occupons; état auquel, comme nous l'avons dit, on n'a pas coutume de donner l'attention qu'il mérite et qui cependant, au point de vue où nous nous plaçons actuellement, au point de vue médico-légal, est réellement d'une grande importance.

Cet état habituel est précisément l'effet de l'irritabilité chronique des centres nerveux. D'une manière permanente et constante il met l'épileptique en imminence d'attaque, sans que rien puisse faire prévoir à l'avance le point sur lequel portera le choc morbide. Les centres nerveux du malade sont perpétuellement exposés à une décharge, perpétuellement en état d'excitation; l'accumulation de cette sorte d'électricité, qui est le facteur principal du désordre, les met constamment en état de crise, sans qu'aucun indice permette d'annoncer que l'attaque sera plutôt motrice ou sensorielle ou mentale. Et il suffit de peu de chose, d'un incident quelconque, parfois insignifiant en lui-même, d'un contact léger pour provoquer une décharge.

L'irritabilité chronique du cerveau des épileptiques se manifeste de bien des manières, et c'est à elle que sont dues certaines des dispositions les plus habituelles de leur caractère et de leurs tendances.

« Il y a chez les épileptiques, disent Axenfeld et Huchard, dans l'intervalle de leurs accès, des souffrances erratiques, des perversions du caractère, des excentricités ou même des troubles profonds de la pensée, quelquefois des phénomènes spasmodiques locaux, et tous ces désordres, pour n'être rien moins que la classique convulsion générale avec perte de connaissance, n'en sont pas moins l'épilepsie [1]. »

C'est pour cela que l'épileptique est à la merci du moindre

____

[1] Axenfeld et Huchard. — *Traité des névroses*, p. 838. Paris, 1883.

événement; un rien l'émeut, l'agace, l'irrite, le trouble, lui fait perdre le peu de sang-froid qu'il peut avoir et le jette dans des excitations de caractère où certainement il ne tarde pas à perdre tout empire sur lui-même. Il se trouve ainsi exposé à des crises de colère et d'emportement terribles, furieuses, dans lesquelles il ne s'appartient plus et s'abandonne aisément aux dernières violences.

Les épileptiques qui sont ordinairement les plus doux, les plus inoffensifs, les plus calmes, disons en même temps les plus sains d'esprit, y sont exposés comme ceux dont l'irritabilité est constante. On ne peut pas plus compter sur eux que sur les autres. Ils sont également à la merci d'une décharge qui, au moment le plus inattendu et pour la cause la moins appréciable, se produira dans leurs centres nerveux. Ils peuvent inopinément prendre des dispositions contraires à leurs dispositions ordinaires, devenir susceptibles, irritables, emportés comme les pires épileptiques et se laisser involontairement aller aux actes les plus regrettables. Du reste, c'est à des tendances de ce genre que les progrès et la persistance de la maladie conduisent presque tous les épileptiques.

On peut donc poser en principe que, par le fait de leur maladie, par le fait de l'irritabilité chronique qui leur est propre, tous les épileptiques ont en eux-mêmes des tendances impulsives.

M. J. Falret, qui le premier a tracé du caractère et des mœurs des épileptiques un tableau un peu complet, tableau dont tous les traits ont gardé jusqu'ici une grande netteté, les montre, ainsi que nous venons de le dire, constamment sous la menace d'impulsions et dans un état de grande instabilité; de là, chez eux, de l'irritabilité, une grande variabilité d'humeur, de la mobilité d'esprit et une certaine irrégularité dans la parole et dans les actes (¹).

L'irritabilité est certainement le trait dominant de leur caractère habituel, et la colère leur est tout à fait familière; elle surgit pour les motifs les plus légers et devant la moindre contradiction.

Leur variabilité d'humeur est extrême, leurs dispositions

(¹) J. FALRET. — De l'état mental des épileptiques (*Archives générales de Médecine*, 1860).

mentales sont très changeantes. Aussi ne peut-on compter sur rien avec eux, car les moindres impressions modifient d'un instant à l'autre leur manière d'être.

Leur mobilité d'esprit est en corrélation intime avec la variabilité d'humeur et elle se manifeste tantôt par une grande difficulté à réunir les idées, à tirer parti de l'intelligence, tantôt au contraire par une grande activité intellectuelle et, suivant l'expression de M. J. Falret, une circulation rapide des idées qui correspond à un certain degré d'excitation cérébrale. « La mobilité des épileptiques, dit à ce sujet M. Féré, se traduit principalement dans le domaine intellectuel par un changement brusque des idées qui apparaissent d'une manière impulsive et se fixent pour un temps pendant lequel tous les arguments sont sans force; un individu, ordinairement malléable et soumis, montre une opiniâtreté invincible, sans rapport avec le peu d'importance de l'objet. Les idées explosives s'objectivent non seulement par des écarts violents de la conduite, mais par des irrégularités plus ou moins bizarres; un commis expéditionnaire qui a passé quelque temps dans mon service, introduit dans les pièces qu'il copie des phrases qui expriment ses idées impulsives et qu'il est tout étonné de trouver quand il se relit (¹). »

« Les épileptiques, dit encore au même endroit M. Féré, ont un caractère essentiellement mobile et explosif. Non seulement ils changent d'allures et de manière d'être d'un moment à l'autre; mais ces changements se font souvent avec la brusquerie d'un coup de théâtre. Chez quelques-uns, cette mobilité ne se manifeste que momentanément, en périodes interrompues par d'autres périodes de calme; chez d'autres, au contraire, elle est permanente; la vie de ces individus semble constituée d'une succession de paroxysmes, séparés seulement par les périodes de réparation.... Le plus souvent la modification s'opère sans transition, comme un changement à vue. On retrouve dans ces différentes modifications du caractère des épileptiques des ébauches de la folie circulaire ou folie à double forme, que l'on a déjà rapprochée du processus épileptique. »

<hr>

(¹) FÉRÉ. — *Les épilepsies et les épileptiques*, p. 420. Alcan, Paris, 1890.

Une particularité clinique intéressante montre clairement que c'est bien l'épilepsie qui imprime au caractère et aux mœurs des individus des tendances impulsives; c'est que les diverses dispositions dont nous venons de parler se forment souvent, s'accentuent ou s'aggravent au voisinage des attaques convulsives, et cela fait que dans l'entourage des malades on peut prévoir l'imminence des accès d'après les modifications du caractère. Ball emploie à ce propos une parole très expressive : « Chez certains sujets, dit-il, aux approches de l'accès convulsif, les troubles du caractère s'aggravent d'une manière exquise (¹). » Ce qui est dû à ce qu'en effet, d'une manière générale, l'épilepsie tient constamment les malades en imminence d'explosion morbide, et que les centres nerveux se montrent d'une sensibilité extrême aux moindres impressions qui les atteignent.

Telles sont les données qu'il importait de constater et qui, comme nous l'avons dit en commençant, ont une grande importance pour la médecine légale des épileptiques. Nous aurons plus tard à en faire l'application.

II. — Des impulsions irrésistibles liées aux manifestations convulsives de l'épilepsie.

Les manifestations convulsives de l'épilepsie se présentent sous deux formes principales : d'une part, les grandes attaques, d'autre part, les phénomènes auxquels on donne les noms d'*absences* et de *vertiges*.

Les grandes attaques sont caractérisées au plus haut degré par les convulsions auxquelles l'épilepsie peut donner lieu, et de ce côté la nature convulsivante de la maladie est de toute évidence.

On doit également comprendre les absences et les vertiges dans les formes convulsives de la maladie. Bien que l'élément convulsif y soit moins manifeste que dans les grandes attaques, bien que quelquefois même il semble y faire défaut, il existe

---

(¹) BALL. — *Leçons sur les maladies mentales*, p. 504. Paris, 1880.

cependant, et une observation attentive permet de l'y reconnaître, ne serait-ce qu'à l'état rudimentaire. La convulsion n'existe que partiellement dans tel ou tel muscle ou dans un groupe de muscles; ce sont des mouvements bizarres de la face, des grimaces, des contorsions de la mâchoire, un mâchonnement des plus singuliers; les muscles du pharynx se contractent de telle manière que le malade paraît accomplir brusquement l'acte de la déglutition; il y a de la trémulation convulsive des lèvres ou des paupières; enfin, on voit se produire dans les bras et dans les mains des mouvements spasmodiques qui font que, si le malade tient quelque objet, il le projette loin de lui. M. Féré, qui a donné à la recherche de ces convulsions rudimentaires dans le vertige et dans l'absence une attention toute particulière, a reconnu que presque toujours il est possible de les y constater [1]. Les choses se passent souvent comme chez un malade observé par M. Carrier qui, au moment où survenait l'absence, le vertige, pâlissait et se tenait immobile, mais avait les doigts animés de petits mouvements automatiques et continus [2].

C'est donc à bon droit que nous considérons les absences, les vertiges et les grandes attaques, comme ne formant que des modalités différentes de l'épilepsie convulsive et que nous les réunissons dans l'exposé des diverses espèces d'impulsions qui leur sont corrélatives.

Les épileptiques sont sujets à avoir des impulsions irrésistibles qui, suivant les cas, précèdent, accompagnent ou suivent les crises convulsives.

Les limites du temps pendant lequel les impulsions peuvent précéder une crise ne sont généralement pas très étendues; c'est d'ordinaire dans un intervalle de quelques heures au plus qu'on les voit se produire. Cependant, si l'on en croit quelques auteurs, elles peuvent devancer de trois ou quatre jours. Clouston [3] parle dans ce sens. Billod, cité par Ball [4], rapporte un cas où des accès convulsifs ont été pendant trois jours précédés par une crise de manie de nature impulsive.

[1] FÉRÉ. — *Des épilepsies et des épileptiques*. Paris, 1890.
[2] ALBERT CARRIER. — *Leçons cliniques sur l'épilepsie*, p. 38. Lyon, 1883.
[3] CLOUSTON. — *Clinical Lectures on mental diseases*. London, 1883.
[4] BALL. — *Leçons sur les maladies mentales*, p. 506. Paris, 1880.

Des faits de ce genre, si exceptionnels qu'ils soient, ne permettent pas d'assigner des bornes déterminées au temps pendant lequel des impulsions peuvent précéder une attaque convulsive. La seule chose qui serait à préciser, si elle avait de l'intérêt au point de vue médico-légal, serait la relation qui, dans un cas donné, pourrait exister entre une impulsion et la manifestation convulsive qui la suit de plus ou moins près.

Une question qui ne manque pas d'intérêt est de savoir si les impulsions qui précèdent une attaque peuvent en être considérées comme une sorte d'aura prémonitoire.

En général, on réserve le nom d'*aura* à un phénomène de courte durée, immédiatement antérieur à l'attaque et qui peut affecter le système moteur, la sensibilité générale, les organes de la sensibilité spéciale, quelquefois aussi l'intelligence. Cependant, il semble plus rationnel de donner ce nom aux phénomènes quelconques qui, à divers degrés, annoncent et préparent une attaque convulsive. Telle semble être l'opinion de M. Christian qui, parlant du délire antérieur à l'attaque, dit : « C'est une aura intellectuelle qui constitue le signe avant-coureur certain de l'attaque », et qui ajoute que, chez beaucoup d'épileptiques, l'accès convulsif est annoncé plusieurs heures ou plusieurs jours à l'avance, par un changement d'humeur ou de caractère, par de l'exacerbation hypocondriaque, par des actes instinctifs, par des impulsions irrésistibles, enfin par le besoin de mouvement[1]. Gowers n'hésite pas à considérer les impulsions qui précèdent l'attaque comme des sortes d'auras[2]. C'est également l'avis de M. Féré qui, décrivant les auras psychiques, celles où la perturbation mentale se trouve particulièrement en cause, ajoute : « Quelquefois l'excitation se manifeste par des impulsions irrésistibles plus ou moins violentes; les malades font des fugues, commettent des actes bizarres ou inconvenants, qui se terminent ou sont interrompus par l'attaque[3]. »

Inutile d'insister davantage sur ce point, qui en médecine

[1] CHRISTIAN. — *Épilepsie, folie épileptique.* Paris, 1890.
[2] GOWERS. — *De l'épilepsie,* traduct. A. Carrier.
[3] FÉRÉ. — *Des épilepsies.*

légale n'a qu'un intérêt secondaire. Ce qu'il importe de savoir, c'est que divers états d'impulsion peuvent précéder les attaques convulsives et sont en rapport intime avec elles.

Ces impulsions sont souvent liées à des hallucinations des divers sens, notamment de la vue. Les malades voient autour d'eux des objets terrifiants, ou bien il leur semble que tout ce qui les entoure s'agite et les entraîne dans un mouvement irrésistible. Un militaire, dont parle M. Magnan, voyait, au début de ses attaques, les objets sautiller; les hommes, les arbres prenaient à ses yeux des dimensions gigantesques. Un autre individu, mentionné par le même auteur, se levait au milieu d'une conversation, écoutait, interpellait un ennemi imaginaire, se lançait vers une porte et tombait aussitôt. Chaque attaque était précédée de la même scène dont le malade n'avait pas conscience. Néanmoins, il eût frappé toute personne et renversé tout obstacle qui se fût opposé à sa course impulsive (¹). M. Burlureaux (²), M. Voisin (³) parlent d'épileptiques qui, avant leurs attaques, se voyant entourés de flammes, cherchaient à se précipiter par la fenêtre pour y échapper.

Les impulsions qui précèdent les attaques convulsives peuvent être tantôt de nature purement motrice et se borner à des actes dans lesquels il ne se produise que des mouvements mécaniques; tantôt de nature purement intellectuelle et consister en impressions limitées à l'intelligence; enfin, et c'est le cas le plus fréquent, elles consistent en actes variés où l'on trouve une part d'intervention simultanée plus ou moins grande de l'élément moteur et de l'élément intellectuel.

La forme la plus remarquable d'impulsion purement motrice est celle qui a été décrite sous le nom d'*épilepsie procursive* (⁴). Cette forme d'impulsion consiste essentiellement en

---

(¹) MAGNAN. — *Leçons cliniques sur l'épilepsie.*
(²) BURLUREAUX. — Art. *Épilepsie* du *Dict. encyclopéd. des Sciences médicales.*
(³) VOISIN. — Article *Épilepsie* du *Diction. de Méd. et de Chirur. pratiques.*
(⁴) BOURNEVILLE et BRICON. — De l'épilepsie procursive (*Archiv. de Neurol.*, 1887).
MAIRET. — De l'épilepsie procursive (*Revue de Médecine*, 1889).
DELBREIL. — *De l'épilepsie procursive*, th. de Lille, 1889.
E. NOGUÈS. — Trois cas d'épilepsie procursive (*Bull. de la Société de Médecine de Toulouse*, 1895).

une tendance au mouvement telle que le malade est entraîné droit devant lui, marchant ou plutôt courant avec rapidité, sans tenir aucun compte des obstacles. Dans quelques cas, la course en avant constitue ainsi seule tout l'accès d'épilepsie; mais le plus ordinairement, elle est terminée plus ou moins brusquement par l'attaque convulsive. Elle se produit d'une façon irrésistible et parfois avec une telle violence qu'on a grand'peine à contenir les malades. La course propulsive se fait généralement en droite ligne, sans souci de ce qui peut l'entraver, et ce n'est que dans des cas exceptionnels que le malade reconnaît les obstacles et les évite. Un individu, dont M. Mairet a rapporté l'histoire, s'arrêtait lorsqu'il arrivait devant un mur, le sautait et se remettait à courir jusqu'à ce qu'il fût épuisé. Un malade de M. Hammond (¹) franchissait les haies de la même manière. Dans une des observations qu'il produit et qu'il doit à M. Lemoine, M. Delbreil montre une malade qui se lève subitement et qui, malgré les efforts faits pour la contenir, d'un mouvement brusque se débarrasse de ses gardiennes et s'élance tête baissée, courant vers le fond de la cour. Sa course est si rapide qu'il est impossible de l'atteindre et de prévenir sa chute; dès qu'elle est tombée, son accès continue par les mouvements convulsifs ordinaires. Un procursif, traité par M. E. Noguès, sentant venir un de ses accès, pose à terre un fardeau dont il était chargé et aussitôt s'enfuit à toutes jambes, au grand ébahissement de la personne qui l'employait et qui, croyant à une mauvaise plaisanterie, ne trouve rien de mieux à faire que de l'invectiver en l'appelant « polisson ». Ce malade aurait aussi pu courir en emportant son fardeau et être accusé d'avoir voulu le dérober.

La course propulsive n'est pas toujours aussi accélérée que nous venons de le voir; il arrive aussi parfois que les mouvements se produisent autrement qu'en ligne droite; ainsi, l'épileptique tourne en rond ou bien il se met à sauter; brusquement, il bondit plusieurs fois sur place ou franchit un banc près duquel il se trouve; quelquefois enfin, sa course se compose d'une série de mouvements irréguliers ou de sauts désordonnés.

(¹) HAMMOND. — *Traité des maladies du système nerveux*, traduct. Labadie-Lagrave, p. 785. Paris, 1879.

M. Delbreil fait remarquer que le plus souvent l'attaque convulsive qui est précédée d'une impulsion procursive est très violente.

Parmi les impulsions des épileptiques, il y en a une variété, celle que l'on désigne sous les noms de *fugue*, de *vagabondage*, d'*automatisme ambulatoire*, qui peut, dans une certaine mesure, être considérée comme une sorte d'impulsion procursive. Ils sont bien réellement entraînés devant eux, ces malades qu'on voit quitter brusquement leur domicile et s'en aller plus ou moins loin, après avoir accompli, à marches forcées, des trajets parfois considérables. Toutefois les fugues proprement dites comprennent, outre la marche en avant, une série d'actes complexes qui en font une manifestation toute spéciale.

Les phénomènes dans lesquels l'élément impulsif ne se traduit par aucun signe extérieur et reste limité à des impressions purement intellectuelles pourraient, à la rigueur, se voir contester le nom d'*impulsions*. Cependant, il y a bien réellement là impulsion, car le malade se sent entraîné malgré lui à ce qu'il voudrait éviter et quoique son trouble ne se manifeste pas encore par des actes, sa volonté et toute son intelligence sont réellement dominées d'une manière irrésistible.

Une observation de M. Féré donne une idée de ce que peuvent être les impulsions de ce genre, où l'obsession domine. Cette observation concerne un individu, âgé de vingt-sept ans, épileptique depuis près de quinze ans, dont les accès étaient précédés d'obsessions tantôt bizarres, tantôt effrayantes ou encore de doutes pénibles. Il se demandait si Dieu existe, et lorsque le doute en arrivait à une grande angoisse, il pouvait s'attendre à ce qu'une attaque se produisît. Lorsqu'il revenait à lui, après l'attaque, il avait un moment douloureux, parce qu'il se souvenait de ses doutes précédents. Un jour que l'idée de Dieu s'était ainsi fortement imposée à lui et que d'ailleurs il était un peu excité[1], il fut sur le point de mettre à exécution un projet de vengeance qu'il méditait depuis long-

(1) FÉRÉ. — *Des épilepsies*, p. 83.

temps. La conservation de la conscience et du souvenir, dans les cas de ce genre, en fait une catégorie un peu à part; nous avons cru devoir cependant les indiquer ici pour ne rien omettre des conditions où les impulsions peuvent précéder les manifestations épileptiques.

Restent enfin les actes impulsifs de toute sorte, dans lesquels se mélangent en proportion variable l'activité motrice et l'activité intellectuelle. Ici, malgré la part prise par l'activité intellectuelle, les actes, qui consistent en une série d'opérations plus ou moins complexes, ont un caractère marqué d'automatisme. Herpin cite plusieurs cas où des actes de ce genre ont précédé des attaques convulsives. Le fils d'un médecin, pris un jour à table devant son père, jette au loin le verre dont il buvait le contenu et perd ensuite connaissance; une autre fois, saisi au milieu d'un jeu dans la cour d'un lycée, il entre sans tunique dans une classe qui n'était pas la sienne, insulte un maître d'études, puis se raidit et tombe. Le neveu d'un autre médecin étant à table et mangeant, en présence de son oncle, se lève brusquement et, par des mouvements désordonnés, mais non convulsifs, renverse les objets qui étaient devant lui et n'est arrêté que lorsque survient l'attaque convulsive (1). Nous avons eu nous-même tout récemment à nous occuper d'un épileptique, sujet à des attaques convulsives fréquentes, en ayant eu jusqu'à huit par jour, et qui, souvent, avant ses attaques, se livrait à des actes divers; le plus ordinairement, il se mettait à changer de place, avec rapidité, les meubles de la pièce où il se trouvait, ou bien il les accumulait tous ensemble; il changeait encore les objets placés sur la cheminée, ceux d'une étagère, le linge des armoires. Cela durait quelques instants, puis se terminait brusquement par l'attaque convulsive.

Parmi les troubles impulsifs qui peuvent se produire avant l'attaque, il faut noter enfin les états qui revêtent les formes extérieures d'une maladie mentale nettement déterminée et qui, suivant les degrés, se rapprochent de la manie simple aiguë ou de la fureur maniaque la plus violente. Suivant Echeverria, les cas de ce genre seraient très fréquents. « On

(1) HERPIN. — *Des accès incomplets d'épilepsie*, p. 122. Paris, 1867.

rencontre, dit-il, un nombre considérable de cas où l'accès convulsif s'annonce par une période maniaque plus ou moins prolongée et d'extrême intensité, particulièrement signalée par MM. Delasiauve, J. Falret, Cavalier et d'autres aliénistes [1]. » Gowers, sans contester absolument l'existence de ces accès de manie antérieurs à l'attaque convulsive, est au contraire loin de reconnaître qu'ils soient fréquents; il se borne à en admettre la possibilité et à dire qu'il ne se croit pas en droit de nier leur existence [2].

Cette existence est cependant bien certaine; des observations indiscutables sont là pour l'établir. M. J. Falret en a rapporté, qu'il a résumées avec une brièveté saisissante, d'autant mieux faites pour en montrer la valeur [3]. Il s'appuie d'ailleurs lui-même sur l'autorité de M. Dagonet et de Renaudin, qui tous deux expriment, en outre, cette considération remarquable que, chez certains malades, l'attaque convulsive survenant à la suite d'un état maniaque lui sert en quelque sorte de crise et fait cesser tout à coup le délire. Tout récemment, M. Savage a émis une opinion du même genre, appuyée sur un exemple démonstratif. « On rencontre, dit-il, des malades qui ont de courts accès de folie, généralement de forme maniaque, chez qui l'arrivée de l'état convulsif rétablit l'état normal et éclaircit l'atmosphère mentale. Une jeune femme que j'ai soignée était d'ordinaire aimable, enjouée, agréable de toute manière; mais dans les quelques jours qui précédaient une attaque d'épilepsie, elle devenait inquiète, agitée, d'un caractère acariâtre; elle perdait alors le sommeil et faisait quelquefois du tapage la nuit. Cette période d'excitation et d'inquiétude durait quelques jours; un accès convulsif, qui se produisait toujours la nuit, survenait alors, suivi d'une courte période de langueur, et le calme revenait ensuite dans l'esprit [4]. »

Nous n'insistons pas davantage sur ces dernières impul-

(¹) ECHEVERRIA. — La folie épileptique (*Comptes rendus du Congrès de Médecine mentale de Paris*, 1878).

(²) GOWERS. — *Traité de l'épilepsie*, traduct. Carrier, p. 193.

(³) J. FALRET. — De l'état mental des épileptiques (*Archives générales de Médecine*, 1860).

(⁴) G. SAVAGE. — Article *Epilepsy and insanity* dans le *Dictionary of psychological Medicine* de Hack Tuke.

sions, en tant que signes précurseurs des attaques convulsives que nous venons d'examiner en dernier lieu, délire maniaque, actes impulsifs divers, parce que nous allons les retrouver comme conséquence de ces mêmes attaques.

Arrive-t-il qu'il y ait des impulsions irrésistibles au cours même des attaques convulsives?

En ce qui concerne les attaques complètes, on peut formel-lement répondre par la négative. A partir du moment où il a été saisi et tant que dure la période des grands mouvements spasmodiques, le malade, tombé comme foudroyé, est tout à fait anéanti; devenu insensible, il subit sur place l'influence de son mal et se trouve dans l'impossibilité réelle d'avoir des impulsions. Il lui arrive bien quelquefois alors de commettre des actes nuisibles, de déranger les objets qui sont à sa portée, de risquer de mettre le feu, mais ces actes sont le fait des mouvements convulsifs plutôt que d'une impulsion véritable.

Pour les absences et les vertiges, on ne peut pas se prononcer d'une manière aussi nette et il y aurait à faire des recherches pour déterminer si les impulsions qui se produisent au moment même de ces manifestations de l'épilepsie convulsive en font partie intégrante ou n'en sont que la suite et la conséquence. Autrement dit, il y aurait à reconnaître si les absences et les vertiges sont des attaques instantanées et courtes ou si elles peuvent avoir une certaine durée.

Plusieurs cas peuvent se présenter. Un épileptique est pris d'une attaque incomplète, on le voit continuer à faire l'acte qu'il accomplissait à ce moment. S'il marche, il continue d'avancer; s'il est occupé à sa profession, il continue le travail en train. Il peut même continuer d'écrire régulièrement une phrase commencée. M. Besson a cité le cas d'un perruquier qui pouvait continuer à raser ses clients [1]. Il eût pu, à la vérité, tout aussi bien leur couper la gorge. Dans les conditions que nous examinons, les choses se passent souvent de telle sorte que dans l'entourage des malades on ne se doute pas de la crise qu'ils viennent de traverser. Peut-on réellement donner le nom d'*impulsions* aux actes accomplis dans des

---

[1] BESSON. — *Considérations physiologiques sur la pathogénie de l'épilepsie*, p. 44, th. de Paris, 1869.

conditions de ce genre? M. Christian remarque que ces actes se rapprochent le plus souvent de ceux auxquels le malade a l'habitude de se livrer dans ses moments de lucidité ou que du moins ce sont des actes communs, en quelque sorte élémentaires [1]. Ce sont assurément là des actes automatiques, accomplis en vertu d'une sorte de réminiscence toute mécanique. Mais il semble bien qu'on ne puisse pas leur donner le nom d'*impulsions*.

La même interprétation ne peut pas s'appliquer à des actes qui ne sont ni la suite des actes commencés avant l'attaque ni des actes familiers au malade. Il en est ainsi, par exemple, de certains outrages publics à la pudeur, notamment de faits d'exhibitionnisme, dont nous aurons à nous occuper avec quelques détails et qui peuvent être commis subitement au moment d'un vertige ou d'une absence. Il en est encore ainsi des tendances qu'ont certains malades à se déshabiller instantanément, à faire une violence subite. Quoi de plus saisissant à cet égard que le fait cité par Tardieu, d'un ouvrier qui, marchant dans la rue, en train de manger, son couteau à la main, plonge inopinément ce couteau dans la poitrine d'un passant et continue son chemin et son repas, sans se douter de ce qu'il vient de faire?

Dans ces circonstances, l'absence, le vertige sont courts, l'acte est instantané, le tout ne dure souvent que quelques secondes; il est difficile de ne pas les confondre et de ne pas admettre qu'ils ne fassent qu'une seule et même chose. Ce sont bien là des cas où l'on peut dire que l'impulsion s'est produite exactement pendant l'attaque.

Reste le cas où la durée du vertige ou de l'absence semble se prolonger et se transformer en une phase d'impulsion. C'est alors que, par exemple, on voit les individus sortir de chez eux, marcher droit devant eux pendant un temps variable. Tel malade, comme celui de M. A. Carrier dont nous avons parlé tout à l'heure, sort dans la rue, fait un assez long trajet et rentre chez lui sans accident, sans qu'il ait eu conscience ou du moins sans qu'il ait gardé le souvenir de ce qu'il a fait. Tel autre, en train de marcher, continue de

---

[1] CHRISTIAN. — *Épilepsie,* p. 25.

le faire, mais quand il revient à lui, se trouve dans une direction tout autre que celle qu'il devait suivre, loin de son chemin normal, loin de ses affaires, parfois réellement égaré et ne sachant où il est. Pour y arriver, il lui a fallu un certain temps, quelquefois plusieurs heures. Tout cela était-il encore l'absence et le vertige ou bien l'évolution d'une impulsion commencée avec eux et leur ayant fait suite, sans qu'il soit possible de trouver entre l'un et l'autre aucune ligne de démarcation? M. Christian paraît croire qu'en pareil cas il s'agit d'une prolongation de l'attaque incomplète, au cours de laquelle l'impulsion se produit.

Axenfeld et Huchard semblent aussi du même avis. Cependant leur opinion présente quelque incertitude. Ils disent, en effet, que le vertige, dont l'absence n'est qu'une forme, peut être accompagné ou suivi d'une espèce de délire très court des actions et des idées [1].

Cette particularité, quoiqu'elle soit en réalité d'une importance restreinte, mériterait cependant d'être élucidée.

Quoi qu'il en soit, on peut admettre, jusqu'à nouvel ordre, que si le tout n'a qu'une courte durée, les deux phénomènes ne font qu'un. Mais il semble plus rationnel de dire qu'une période impulsive, ayant comme marque initiale l'attaque incomplète, en est réellement distincte et la suit sans la continuer. Tels ces accès de vagabondage qui durent plusieurs jours, telles ces actions complexes qui durent de longues heures, et dans lesquelles le malade accomplit des actes où l'on est en droit de supposer qu'il a, sur le moment même, une certaine conscience de ce qu'il fait. Nous rangerions dans cette catégorie les cas que M. Christian rattache aux vertiges, dans lesquels les malades interpellés répondent aux questions qu'on leur fait et n'accomplissent pas leurs actes avec une continuité strictement mécanique.

Pour ce qui concerne les impulsions consécutives aux attaques, nous nous trouvons également en présence de plusieurs ordres de faits. Il y a, d'un côté, les cas où ces impulsions se produisent d'une manière calme, sans qu'il s'y mêle le moindre

---

[1] Axenfeld et Huchard. — *Traité des névroses,* p. 788. Paris, 1883.

élément d'excitation.. Les malades paraissent accomplir des actes de la vie de chaque jour; on dirait qu'ils le font avec une certaine conscience, et cependant lorsqu'ils reviennent à eux, ils n'en ont conservé aucun souvenir. D'un autre côté, au contraire, il y a les impulsions qui se développent au milieu d'un appareil d'agitation maniaque plus ou moins prononcée. Dans le premier cas, les actes se rapprochent du véritable automatisme; dans l'autre, l'automatisme, qui cependant y existe, se trouve caché derrière les apparences que le trouble maniaque donne aux tendances impulsives.

L'impulsion survient plus ou moins rapidement à la suite d'une manifestation convulsive épileptique.

Le plus souvent, surtout à la suite des grandes attaques, le malade tombe dans un engourdissement profond; son sommeil est lourd et rien ne peut l'en tirer. Il peut rester ainsi de quelques minutes à plusieurs heures, et quand il se réveille, tout hébété d'abord, il met un certain temps à réunir ses idées et ne se souvient de rien de ce qui vient de se passer. Mais, dans d'autres cas, les choses ne se terminent pas ainsi et c'est alors qu'on voit survenir les phénomènes impulsifs.

Il y a des malades qui, avant de tomber dans le sommeil profond dont nous venons de parler, ont comme un moment de répit et peuvent alors se montrer soit raisonnables, soit déraisonnables. Herpin signale ainsi des cas où le malade, avant de s'endormir, recouvre en apparence toutes ses facultés intellectuelles, répond nettement, donne quelquefois à ses proches des témoignages de tendresse dont au réveil il ne conserve cependant aucun souvenir. Mais des individus, observés par le même auteur, se sont mis à ce moment à parler une langue étrangère, un patois, en s'adressant à des personnes incapables de les comprendre. D'autres se livraient à des actes qu'ils avaient l'habitude de faire (1).

Les faits de ce genre ne sont pas communs; on en pourrait dire autant de ceux qui ont été signalés par Echeverria et dans lesquels il s'écoule plusieurs jours entre l'attaque convulsive et la production d'actes impulsifs. Tel était notamment le cas d'un jeune homme qui, toutes les trois semaines, éprouvait

______

(1) HERPIN. — *Des accès incomplets d'épilepsie*, p. 135.

dés attaques nocturnes précédées par plusieurs accès de petit mal. La semaine après chaque attaque, il se mettait à montrer de l'exaltaticn dans les idées, se croyant un grand homme, poursuivi par des gens qui voulaient le voler. Il se promenait dans sa chambre, exécutant les actes les plus grotesques et les plus obscènes, salissant toute sa personne avec ses excréments. On était alors obligé de le contenir et il ne se remettait qu'après un long et lourd sommeil[1]. La régularité avec laquelle ces sortes de crises impulsives revenaient après les attaques impulsives, indique bien qu'il y avait un rapport intime entre les unes et les autres. On pourrait toutefois se demander, eu égard au sommeil profond qui terminait l'agitation, s'il ne s'agissait point là d'une attaque transformée.

Ce qui est d'ailleurs le plus ordinaire, c'est de voir l'impulsion suivre à courte distance l'attaque convulsive, incomplète ou complète. Dans la plupart des cas, les deux se tiennent immédiatement, sans solution de continuité. Mais il peut arriver qu'il s'écoule quelques moments entre l'une et l'autre. Clouston dit ainsi que plusieurs heures et même une journée peuvent s'écouler entre l'accès impulsif et la manifestation épileptique; il constate également qu'une série d'accès aboutit plus facilement qu'un seul au trouble mental et à l'impulsion irrésistible[2]. Disons encore que, lorsque les attaques épileptiques sont suivies de sommeil, c'est à la fin de celui-ci que peut commencer, même immédiatement, l'accès impulsif.

Quelles que soient les conditions dans lesquelles celui-ci survient, il peut, de même que celui qui précède une attaque, revêtir des formes multiples. Tantôt il consiste en actes faits avec calme, sans que rien puisse, pour un observateur inattentif, trahir le trouble intérieur de celui qui les accomplit. Peut-être le malade en a-t-il conscience à ce moment même quoiqu'il puisse les oublier plus tard. Tantôt il survient un état d'excitation maniaque relativement légère où des actes nombreux, de toute nature, sont accomplis avec ou sans désordre. Quelquefois enfin, il y a une excitation maniaque violente, furieuse et des plus désordonnées.

[1] ECHEVERRIA. — *Comptes rendus du Congrès de Médecine mentale de Paris,* 1878.

[2] CLOUSTON. — *Clinical Lectures.* London, 1883.

Les actes impulsifs accomplis en dehors de toute excitation maniaque peuvent être sans gravité aucune ; il y en a même, comme le remarque M. Magnan, qui sont réellement grotesques et risibles. Mais, à partir de ceux-là, on peut, par une échelle graduellement ascendante, arriver jusqu'aux actes de la plus extrême gravité. Les moins fâcheux sont ceux dans lesquels les malades se mettent à déranger les objets qui sont autour d'eux ou font des choses qui leur sont coutumières, qui tiennent à leurs habitudes ou à l'exercice de leur profession. Au-dessus de cela sont les impulsions dans lesquelles il y a déjà des agressions contre autrui ; le malade frappe les personnes qui sont près de lui et cherche à leur faire du mal. Quelquefois, à ce degré, l'état impulsif consiste en un grand besoin de marcher, de faire des courses sans but déterminé, au hasard. C'est dans ces courses où l'impulsif accomplit des actes complexes, que, comme nous venons de le dire, il agit comme s'il avait conscience de ce qu'il fait. Cependant, il y met d'habitude une vivacité d'action qui peut faire soupçonner son état de trouble, comme il arriva pour cet épileptique dont parle Brierre-de-Boismont qui, à la suite d'un accès, se trouvant à la campagne, occupé aux travaux de la moisson, saisit une faux et se précipitant à travers champs coupa, avec une extrême rapidité, tout ce qui se trouvait devant lui. Enfin, au plus haut degré, sont des actes épouvantables : l'incendie, le suicide, l'homicide, qui peuvent être accomplis avec un calme relatif, sans que rien dans les dispositions extérieures de l'individu puisse faire prévoir un si terrible événement.

Les faits suivants, relatés par M. Christian, donnent une idée de ce qui se passe dans ces divers cas :

R... est foudroyé par une attaque ; un de ses camarades s'approche et veut lui venir en aide. Au même instant R... saisit son vase de nuit et le brise sur la tête de celui qui venait à son secours.

La femme L..., âgée de cinquante ans, épileptique depuis l'âge de huit ans, avait depuis quelque temps des attaques plus fréquentes et plus fortes. Elle avait pris chez elle une de ses parentes qui devait la soigner et elle la faisait coucher dans sa chambre. Une nuit, après une crise, elle prit son vase de nuit et en asséna un coup tellement violent sur la tête de sa compagne, qu'elle l'étendit à ses pieds, grièvement blessée et évanouie.

Un épileptique, remarquable par son extrême violence, eut une attaque pendant qu'il prenait un bain et disparut sous l'eau. Il fallut de longs efforts pour combattre le commencement d'asphyxie; au bout d'une heure seulement le malade revint à lui et incontinent il se mit à assaillir à coups de pied et à coups de poing ceux qui lui donnaient assistance.

Ce sont bien là, comme le remarque M. Christian, des types d'impulsions soudaines, irréfléchies, non motivées, telles qu'elles se produisent souvent chez les épileptiques après leurs accès [1].

Quand les actes n'ont pas un caractère de gravité aussi marquée, ils peuvent cependant être nuisibles d'autre manière. Un malade qui cherche à s'échapper frappe ceux qui veulent le retenir. Un autre vous saisit la main et la serre jusqu'à vous arracher une exclamation de douleur. Herpin parle d'une jeune fille qui, dans l'état d'impulsion, quoique pudique et bien élevée, résistait quand on voulait l'empêcher de relever ses jupes. Une épileptique d'une trentaine d'années, appartenant à la haute société, se mettait quelquefois à genou sur un trottoir et faisait des signes de croix. La même personne, dans une autre circonstance, saisit son valet de chambre par le corps, évidemment sans intention malveillante, et cherchait à le renverser en luttant avec lui. Dans son état normal, elle n'était nullement familière avec ce domestique [2].

Un certain nombre des actes qui se produisent dans les conditions que nous venons d'indiquer ont une importance toute spéciale au point de vue médico-légal et nous devrons leur consacrer plus loin une place à part.

Lorsque les impulsions irrésistibles font partie d'un ensemble morbide dans lequel prédomine un certain degré d'excitation maniaque, on voit le malade s'agiter et se livrer à des mouvements plus désordonnés que violents. Il est porté à interpeller les personnes qui l'avoisinent, à dire des mots grossiers, des injures. Il parle, comme font les maniaques,

---

[1] CHRISTIAN. — *Épilepsie.*
[2] HERPIN. — *Des accès incomplets d'épilepsie,* p. 153.

d'une façon continue et incohérente. Peut-être faudrait-il alors peu de chose pour augmenter son trouble et le porter à des impulsions plus graves.

La manie furieuse est une des manifestations les plus graves et en même temps les plus saisissantes de l'épilepsie ; elle peut se produire brusquement, avec une soudaineté terrifiante et met promptement les malades dans un état de violence qui les rend extrêmement dangereux. « La fureur des épileptiques, dit Esquirol, qui éclate après l'accès, rarement avant, est aveugle et en quelque sorte automatique ; rien ne peut la dompter, ni l'appareil de force ni l'ascendant moral, qui réussissent si bien à l'égard des autres maniaques furieux. Cette fureur est si redoutable et si redoutée, que j'ai vu, dans un hospice du Midi, tous les épileptiques enchaînés chaque soir sur leur lit, à cause de la crainte qu'ils inspiraient[1]. » Quand on n'a pas vu des épileptiques en cet état, il est difficile de se faire une idée de ce qu'ils sont ; leur excitation maniaque, leur violence, leur aspect tout entier sont ce qu'il y a de plus terrible au monde, et leur force est alors tellement décuplée que plusieurs personnes réunies, si vigoureuses qu'elles soient, ont de la peine à les contenir. On conçoit aisément que, dans cet état, les malades, poussés par un entraînement formidable, peuvent commettre des actes de toute gravité. Nous aurons à revenir sur quelques-uns des caractères de la manie furieuse épileptique, quand nous étudierons en détail les signes des impulsions irrésistibles des épileptiques.

Nous sommes entré dans des développements assez longs sur les impulsions qui précèdent les manifestations convulsives de l'épilepsie ; si nous l'avons fait, c'est qu'en général on leur donne beaucoup moins d'attention qu'à celles qui suivent les attaques et que, dans l'esprit d'un certain nombre, il est admis que ces dernières sont presque les seules à exister. Il n'en est point ainsi, comme nous l'avons vu. Mais il n'en est pas moins vrai que les impulsions consécutives l'emportent sur les autres en durée, en fréquence, même en intensité.

---

[1] ESQUIROL. — *Traité des maladies mentales*, t. II, p. 143.

« Les perturbations psychiques, dit M. J. Falret, qui se produisent à la suite des attaques d'épilepsie ont beaucoup plus d'importance que celles qui précèdent ou accompagnent ces attaques (¹). » C'est là un fait dont les observations mettent hors de doute la réalité. On ne peut s'empêcher cependant de remarquer qu'il semble quelque peu en contradiction avec ce que l'on sait de la physiologie pathologique de l'épilepsie. En effet, le résultat le plus ordinaire des attaques est de jeter les malades dans une prostration parfois profonde. Comment se fait-il que l'impulsion survienne alors? Est-ce elle qui modifie les conditions que nous venons d'indiquer? L'énergie que déploient les malades, la force motrice extrême que quelquefois ils mettent en jeu, leur vient-elle d'un élément nouveau qui change entièrement la situation habituelle? C'est là un point qui n'a pas encore été étudié et qui demande des recherches. La contradiction est peut-être plus apparente que réelle; et d'ailleurs le fait est là, sur lequel il n'y a pas à discuter.

III. — Des impulsions irrésistibles indépendantes des attaques convulsives. — Épilepsie larvée; épilepsie mentale. — Équivalents épileptiques.

Nous abordons ici une des questions les plus controversées, relativement aux rapports des impulsions irrésistibles avec l'épilepsie. Il s'agit de savoir si des individus qui n'ont jamais présenté aucune des manifestations habituelles de l'épilepsie convulsive, absences, vertiges, attaques incomplètes ou complètes, peuvent avoir des impulsions qui soient réellement de nature épileptique.

Les impulsions de cette catégorie ont été désignées tout d'abord sous le nom d'*épilepsie larvée;* on a proposé depuis lors de les désigner sous les noms d'*épilepsie mentale* ou d'*équivalents psychiques de l'épilepsie.* Ces diverses dénominations sont, à divers titres, également admissibles.

La première notion un peu explicite de l'épilepsie larvée se

(¹) J. FALRET. — *De l'état mental des épileptiques.*

trouve dans un mémoire sur la paralysie générale que Billod publia en 1850, mémoire où l'auteur se demande s'il n'y aurait pas entre certains accès de fureur et l'épilepsie des relations telles que ces accès dussent être regardés comme une des formes multiples que peut revêtir le mal épileptique. « Les accès d'épilepsie, disait Billod, et ceux de fureur ne seraient-ils pas deux formes d'accès du même mal, deux effets différents de la même cause (¹)? »

M. J. Falret reprit ultérieurement cette même idée et lui donna une forme plus précise : « En admettant, dit-il, l'existence d'une folie et d'un délire épileptiques, ayant des caractères spéciaux, il est sans doute possible de remonter de la connaissance de ce délire à celle de l'affection convulsive elle-même. Dès lors, on ne considère plus le délire et la convulsion comme deux maladies distinctes, mais comme deux manifestations diverses d'un même état morbide, qui peuvent exister séparément ou simultanément, alterner ou se succéder à courts intervalles, mais qui ont, au fond, la même signification pathologique. Cette donnée théorique entraîne, dans la pratique, des conséquences assez importantes. Elle permet de chercher et de découvrir chez un aliéné l'existence de l'épilepsie, alors que les signes physiques de cette maladie ont été méconnus ou bien ne se produisent réellement pas au moment où l'on observe le malade (²). »

A vrai dire M. J. Falret semblait avoir alors en vue plutôt une épilepsie dont les manifestations physiques seraient ignorées, plutôt que l'épilepsie sans accidents convulsifs. Cependant ses paroles permettaient d'entendre qu'il admettait la possibilité de l'une et l'autre condition.

C'est Morel qui, à la même époque et dans un mémoire paru presque en même temps que celui de M. J. Falret, présenta définitivement la forme morbide en question et proposa pour elle le nom d'*épilepsie larvée*. Il établissait qu'il fallait relier à la folie épileptique certains phénomènes délirants et des actes dangereux commis dans un état de folie momentanée, mais qui se produisaient indépendamment des signes ordinaires de l'épilepsie, c'est à dire en dehors des vertiges et

(¹) Billod. — *Annales médico-psychologiques*, 2ᵉ série, t. II, 1858, p. 611.
(²) J. Falret. — *De l'état mental des épileptiques*, 1860.

des convulsions proprement dites. « L'épilepsie, disait-il, peut exister aussi à l'état larvé et produire chez les malades les mêmes troubles de la sensibilité, les mêmes troubles des facultés intellectuelles et affectives que si l'épilepsie était franchement accusée par ses symptômes habituels. Elle forme alors une variété que j'appelle *épilepsie larvée* (¹). »

Pendant longtemps l'opinion que Morel venait ainsi d'exprimer fut admise sans conteste et ne rencontra tout d'abord aucun contradicteur. S'il n'a pas continué à en être ainsi, cela tient peut-être à ce que des disciples trop fervents ont voulu généraliser outre mesure l'idée du maître, et faire entrer dans les cadres de l'épilepsie larvée toute sorte de délire transitoire à forme impulsive ; cela tient encore à ce qu'ils tendaient aussi à présenter comme irresponsables, sous prétexte d'épilepsie larvée, des individus qui n'avaient réellement pas de troubles intellectuels et qui n'étaient que des pervers.

Toujours est-il que les contradicteurs sont venus, peu nombreux sans doute, mais ayant beaucoup d'autorité ou apportant à leur contradiction une vivacité d'allures qui, de prime abord, ne laisse pas que d'être déconcertante.

Nous voyons d'abord Sankey, dans son *Traité des maladies mentales*, se montrer très réservé à admettre l'existence de l'épilepsie larvée : « L'épilepsie larvée, dit-il, est une maladie de nature en quelque sorte contradictoire, puisqu'on n'y trouve point d'attaques épileptiques. J'avoue sincèrement que, dans mon esprit, il reste quelques doutes au sujet de cette forme d'épilepsie, et ce qui la concerne demande à être approfondi (²). »

Gowers, dont le *Traité de l'épilepsie* parut en 1881, en réfère à l'opinion émise en 1874 par Hughlings Jackson (³) et, comme celui-ci, ne se montre disposé à admettre les impulsions comme manifestations épileptiques que là où l'épilepsie est tangible : « Les épileptiques, dit-il, présentent quelquefois, mais rarement, des paroxysmes soudains de trouble mental,

---

(¹) Morel. — D'une forme de délire suite d'une surexcitation nerveuse se rattachant à une variété non encore décrite d'épilepsie : épilepsie larvée (*Gazette hebdomadaire de Médecine et de Chirurgie*, 1860).

(²) Sankey. — *Lectures on mental diseases*, p. 136. London, 1883.

³) Hughlings Jackson. — *Medical Press and Circular*, 1874, p. 409.

souvent accompagnés de violence et d'une tendance nocive.
Autrefois on croyait que ces manifestations représentaient et
constituaient une attaque d'épilepsie. Dans la plupart des cas
il est certain cependant, comme l'affirme Hughlings Jackson,
que le trouble mental est la suite d'un accès et qu'il est en
réalité une forme de l'état d'automatisme qui peut suivre une
attaque, parfois grave, mais beaucoup plus fréquemment
légère (1). »

Chez nous, nous voyons en 1875, dans une discussion
ouverte au sein de la Société de Médecine légale, M. Motet se
montrer nettement réfractaire à la notion de l'épilepsie larvée.
« J'ai peu de sympathie, disait-il, pour ce terme *épilepsie
larvée,* sous lequel on désigne un ensemble de troubles intellectuels qu'on suppose liés à l'épilepsie, dont on n'a pu saisir
les manifestations physiques. Je pense qu'il y a un réel incon-
vénient à accepter trop facilement une dénomination vague,
sous laquelle on est naturellement porté à ranger des faits
d'une explication embarrassante. En médecine légale, la précision dans les idées comporte la précision dans les termes, et
c'est à être net, précis, que nous devons apporter tous nos
efforts. Je me sens peu disposé à conclure tant que je n'ai pas
eu, en fait d'épilepsie, la démonstration rigoureuse d'un
trouble physique qui, selon moi, existe toujours (2). »

Au commencement de 1878, Garimond publiait un long
mémoire où, s'appuyant sur des considérations d'étiologie,
de symptomatologie, de physiologie pathologique, il arrivait à
cette conclusion que l'existence de l'épilepsie larvée, telle qu'on
voulait la faire admettre, ne peut être démontrée, et il protes-
tait contre la tendance trop générale de faire de l'épilepsie
le pivot de toutes les aliénations mentales à forme intermittente (3).

Peu de temps après, au Congrès de Médecine mentale tenu
à Paris cette même année 1878, M. Christian faisait contre la
notion de l'épilepsie larvée une attaque en règle, et qui devait
d'autant plus frapper l'attention que son mémoire, conçu d'une

---

(1) GOWERS. — *Traité de l'épilepsie,* traduct. Garrier, p. 192.
(2) *Annales d'Hygiène et de Médecine légale,* 2e série, t. XLIV, 1875, p. 424.
(3) GARIMOND. — Contribution à l'histoire de l'épilepsie dans ses rapports avec
l'aliénation mentale (*Annales médico-psychologiques,* 1878, 1er semestre).

manière claire et précise, dans des termes d'une véritable
éloquence, allait droit au but. Il soutenait, en substance, qu'il
n'y a aucun signe qui, en dehors de la constatation d'une
attaque convulsive, permette de caractériser l'accès d'épilepsie
larvée, et s'attachait à montrer que ceux-là même qui croyaient
le plus fermement à l'épilepsie larvée n'établissaient un diagnostic que d'après la connaissance d'accidents convulsifs.
« Rien, disait-il, rien dans les symptômes psychiques de l'accès
n'autorise à conclure à l'épilepsie ; l'accès lui-même, pris dans
son ensemble, n'est pas davantage caractéristique, aussi bien
n'aurais-je pas eu besoin de discuter si longuement pour
établir ce fait, il m'eût suffi de citer les auteurs, j'entends ceux
qui ont le plus fait pour l'existence de l'épilepsie larvée. Où
cherchent-ils leurs éléments de conviction? Dans les symptômes
de l'accès? Nullement, ce qu'il leur faut, ce sont quelques
petits signes accessoires, les morsures de la langue, l'inconti-
nence nocturne d'urine ou des matières fécales, les absences,
les congestions passagères, c'est à dire des symptômes de
l'accès convulsif. Et tant qu'ils n'ont pas découvert l'un ou
l'autre de ces signes, ils restent dans le doute. »

Et M. Christian concluait ainsi :

« Il n'est pas démontré, jusqu'à présent, qu'il existe une
épilepsie mentale qui puisse remplacer l'épilepsie convulsive.

» L'épilepsie, sous ses manifestations les plus diverses, est
toujours une et identique avec elle-même; elle a toujours
besoin, pour être caractérisée, de l'accès, de l'ictus épileptique,
complet ou incomplet.

» Ne doit être réputé comme délire épileptique que celui qui
éclate comme épiphénomène de l'accès.

» L'épilepsie larvée n'existe pas; elle n'est que de l'épilepsie
méconnue.

» S'il est juste de reconnaître qu'un certain nombre de
délires instantanés, transitoires, doivent être rapportés à l'épilepsie, on ne saurait cependant généraliser cette proposition.
En tout cas, c'est l'existence de l'accès convulsif qu'il faut
constater tout d'abord (1). »

Dans son mémoire récemment couronné par l'Académie de

____

(1) *Comptes rendus du Congrès de Médecine mentale de Paris*, 1878.

Médecine de Belgique, M. Christian a exprimé la même opinion, appuyée sur les mêmes arguments. Il cherche même à mettre en contradiction avec lui-même le père de l'épilepsie larvée, Morel, qui, établissant le diagnostic différentiel des folies épileptique, hystérique et hypocondriaque, déclare dans son *Traité des maladies mentales* (p. 719) que le délire épileptique est toujours précédé ou suivi de crises convulsives.[1]

Quoique ce *Traité des maladies mentales* et le mémoire sur l'épilepsie larvée soient à peu près contemporains, celui-ci est légèrement postérieur au premier, et l'on consentira sans doute à admettre qu'il ne faut point faire entrer les contradictions en ligne de compte, si l'on considère que, dans l'intervalle, Morel ayant réfléchi, ayant mieux étudié les faits qu'il avait entre les mains, avait pu légitimement modifier son opinion.

Il faut constater aussi que parmi ceux qui, les premiers, ont admis l'existence réelle de l'épilepsie larvée, il s'en trouvait qui, pour la diagnostiquer, faisaient abstraction de la connaissance des accidents convulsifs, même les plus élémentaires, et s'en rapportaient uniquement aux phénomènes d'ordre intellectuel. C'est ainsi que Billod disait, devant la Société de Médecine légale : « L'épilepsie larvée peut être définie : un trouble purement mental, purement intellectuel, caractérisé par des impulsions ou des tendances impulsives subites et irrésistibles, avec perte momentanée de la mémoire et de la conscience, sans convulsions. C'est précisément cette absence de convulsions qui constitue le trait distinctif entre l'épilepsie larvée et l'épilepsie convulsive [2]. » Sans doute Billod contestait la justesse de l'expression *épilepsie larvée* et lui préférait celle d'*épilepsie mentale;* sans doute, aussi, il reconnaissait que ce n'était point une tâche facile que de fixer les éléments du diagnostic de l'épilepsie mentale ou larvée. Mais, à son avis, cette tâche n'était point impossible, toujours en laissant hors de cause la coexistence des convulsions.

Les réflexions que nous faisions tout à l'heure au sujet de Morel peuvent s'appliquer également à Billod qui, lui aussi, paraît en 1875 modifier une opinion émise en 1872. A ce moment, dans une discussion engagée devant la Société médico-

---

[1] Christian. — *Épilepsie, folie épileptique.*
[2] *Annales d'Hygiène et de Médecine légale,* 2ᵉ série, t. XLIV, 1875, p. 408.

psychologique, il s'était ainsi exprimé : « J'estime que le diagnostic de l'épilepsie larvée ne peut être fixé la plupart du temps que par l'apparition, chez les individus présumés atteints de cette affection, d'une attaque d'épilepsie de forme convulsive. » Toutefois Billod avait modifié son opinion moins profondément que Morel, et, dès le principe, il laissait à entendre que la constatation de l'accès convulsif n'est pas toujours nécessaire pour établir le diagnostic.

L'opposition faite, au moment où nous en sommes, à la notion de l'épilepsie larvée n'a point empêché celle-ci de faire son chemin et de continuer à être admise par des observateurs autorisés.

Par une coïncidence intéressante, le jour même où M. Christian formulait ses conclusions devant le Congrès de Médecine mentale de Paris, Echeverria venait, après lui, soutenir une proposition contraire et, en proposant de l'appeler *épilepsie mentale*, montrait sa ferme croyance à l'existence de l'épilepsie larvée. « Je regarde, disait-il, la folie épileptique comme une manifestation intrinsèque de la névrose spasmodique, prenant sa source, non dans les attaques somatiques, mais dans les éléments essentiels de la maladie [1]. » Et plus loin, il dit qu'il rattache à l'épilepsie toute sorte de folie transitoire.

Diverses thèses, soutenues à diverses époques devant les Facultés de Médecine, continuent le mouvement de croyance à l'épilepsie larvée [2].

Bucknill et Tuke, dans la quatrième édition de leur *Traité des maladies mentales*, écrivent, comme ils l'avaient fait précédemment, que, très souvent, la folie épileptique se dévoile, non par des attaques d'épilepsie, mais par une certaine perturbation mentale, des accès de colère, de fureur aveugle, qu'aucune cause n'explique [3].

[1] ECHEVERRIA. — La folie épileptique (*Comptes rendus du Congrès de Paris,* 1878, p. 245).

[2] Voir notamment :

JANNIN. — *De l'épilepsie larvée,* th. de Paris. 1875.

PIVION. — *Étude sur les troubles de l'intelligence, des penchants, de la motilité et de la sensibilité chez les épileptiques,* th. de Paris, 1876.

TOIGNE. — *Du vertige épileptique,* th. de Paris, 1877.

AUSSOLEIL. — *Quelques observations d'épilepsie larvée,* th. de Montpellier, 1890.

[3] BUCKNILL and H. TUKE. — *A Manual of psychological Medicine,* London, 1879.

Plus près de nous, nous trouvons la même doctrine professée par Ball, par MM. Magnan et Féré.

M. Magnan distingue entièrement une épilepsie larvée des états impulsifs liés à l'absence, au vertige ou aux crises convulsives. Selon lui, « le délire semble, dans quelques cas, remplacer complètement la crise, soit que celle-ci, réduite à une absence très atténuée, passe inaperçue, soit qu'elle ne s'accompagne d'aucun phénomène physique extérieur, troubles vasomoteurs ou autres ; la décharge épileptique, dans ce cas, ne frappe que les centres supérieurs, purement psychiques. Ce délire paroxystique, arrivant seul, sans l'appareil ordinaire des phénomènes physiques, constitue l'état désigné sous le nom d'*épilepsie larvée* » (1).

Quant à M. Féré, ce qui rend son opinion en quelque sorte encore plus affirmative, c'est qu'il considère que l'opinion contraire n'a pas prévalu. « Il est admis sans conteste, aujourd'hui, dit-il, que les troubles mentaux dus à l'épilepsie peuvent se produire en dehors de tout paroxysme convulsif, que ce soit une grande attaque ou un accès incomplet ou même un simple vertige. » Et ailleurs, développant la même pensée, après avoir rappelé que Maudsley compare les impulsions soudaines des épileptiques à une impulsion mentale assimilable aux convulsions somatiques, il ajoute : « Cette assimilation, qui élargit singulièrement le cadre de l'épilepsie, peut se justifier par cette circonstance que les troubles mentaux par accès peuvent se rencontrer chez les malades atteints de toutes les variétés de l'épilepsie, qu'elle qu'en soit l'origine et la forme, qu'il s'agisse de la forme vertigineuse ou de la forme convulsive, que son apparition ait été provoquée par un traumatisme, par l'alcool, la syphilis, l'intoxication saturnine, etc. Les équivalents psychiques offrent d'ailleurs un certain nombre de caractères qui les approchent des paroxysmes convulsifs (2). »

Nous venons de dresser le bilan des deux opinions relatives à l'épilepsie larvée ; suivant les uns, cette sorte de trouble mental, dont l'impulsion irrésistible est le caractère prédomi-

---

(1) MAGNAN. — *Leçons sur l'épilepsie*, p. 28. Paris, 1882.

(2) FÉRÉ. — *Épilepsie* (dans la collection des Aide-Mémoire), et *De l'épilepsie et des épileptiques*, p. 141.

nant, existe ou peut exister indépendamment de tout phénomène convulsif, si fugace ou si léger qu'il soit, vertige ou
simple absence; suivant les autres, ces impulsions ne sont
jamais indépendantes des troubles convulsifs.

Qui peut trancher définitivement entre les uns et les autres?
Des faits assurément; mais ceux que les premiers regardent
comme valables, comme démonstratifs, les autres ne les ad-
mettent pas comme tels.

Et cependant n'ont-ils pas une signification bien nette des
faits comme celui que produit Gowers. «J'ai vu, dit cet auteur,
un malade qui, pendant qu'on le regardait, sans la moindre
pâleur, sans la moindre hésitation et sans aucun symptôme
qui pût indiquer une décharge antérieure, se mettait tout à
coup à vider ses poches, ôtait son habit ou faisait quelque
action qui, chez lui, caractérisait et, je crois, constituait les
attaques (¹). » Cela n'est-il pas bien explicite?

Que dire aussi de cette observation rapportée longuement
par Charcot, et sur laquelle nous aurons occasion de revenir,
où l'auteur, pour bien établir sa manière de voir et montrer
qu'il la considérait comme un cas d'épilepsie larvée, a soin
d'insister sur ce fait qu'on n'y trouvait aucun indice du
moindre état convulsif (²).

M. Cabadé vient de publier une observation qui n'est pas
moins importante que celle de Charcot. Elle concerne un
homme de quarante-neuf ans, n'ayant pas d'antécédents héréditaires, qui jamais n'a présenté de symptômes pouvant être
rapportés à l'épilepsie, grand ou petit mal, et qui un jour fut
pris inopinément d'un accès de vagabondage automatique. Au
bout d'une semaine il se retrouva à environ six cents kilomètres de chez lui, ne sachant où il était, ni comment il y était
venu, n'ayant nulle notion du temps écoulé, du chemin par-
couru, des obstacles surmontés; ne sachant pas comment il
avait satisfait aux nécessités ordinaires de la vie. Il se rappelait
le jour et l'heure où il avait quitté sa maison; il se rappelait
aussi quelques incidents qui avaient suivi son départ. A un certain moment, il sentit comme un vent violent, comme une
tempête souffler sur son visage, puis tout s'effaça et la nuit la

(¹) GOWERS. — *Traité de l'épilepsie*, traduct. A. Carrier, p. 346.
(²) CHARCOT. — Automatisme ambulatoire (*Leçons du mardi*, 1888-1889).

plus complète se fit dans son souvenir, jusqu'au moment où il revint à lui, ne sachant où il était, rompu de fatigue et mourant de faim ([1]).

On veut bien admettre que la conception de l'épilepsie larvée n'a rien en soi qui choque l'esprit et qu'en principe, il n'y a rien d'invraisemblable dans l'existence d'un état de maladie qui, au lieu d'affecter les centres moteurs et de se faire jour par une attaque convulsive, se porte sur les centres psychiques et se traduise par une explosion de fureur, une impulsion, un accès de délire. Mais cette conception, dit-on, n'est que pure hypothèse, elle ne s'est point réalisée; jamais il n'y a eu d'épilepsie mentale sans attaques convulsives, légères ou fortes; si, dans les faits donnés à l'appui de la doctrine de l'épilepsie larvée, on n'a pas trouvé les attaques, c'est qu'on n'a pas su les voir ou qu'on ne s'est pas trouvé dans l'occasion de le faire, si bien qu'en somme la prétendue épilepsie larvée n'est que de l'épilepsie méconnue.

Cette fin de non-recevoir est si absolue qu'on se trouve quelque peu embarrassé pour la discuter.

Et cependant, même à défaut des faits, il y a bien des arguments qui, en dépit des négations contraires, sont réellement très propres à faire admettre l'existence de l'épilepsie larvée.

Un argument qui nous paraît absolument formel est tiré des faits où il se produit ce qu'on a désigné sous le nom de *substitution* et qui concernent des cas dans lesquels un individu sujet à des troubles mentaux divers, ne fussent-ils d'ailleurs pas impulsifs, voit ces troubles disparaître au temps où il présente des attaques d'épilepsie qu'il n'avait point éprouvées jusque-là; et, inversement, des cas dans lesquels des attaques d'épilepsie convulsive diminuent de fréquence ou même disparaissent lorsque surviennent des perturbations mentales.

Les derniers cas doivent être examinés les premiers, car ils donnent en quelque sorte la clef des autres, et la succession des phénomènes y est telle que, lorsque la maladie mentale vient à remplacer la maladie convulsive, à se substituer réellement à elle, il est bien difficile, pour ne pas dire impossible,

---

([1]) Cabadé. — Un cas d'automatisme ambulatoire comitial (*Archives cliniques de Bordeaux*, n° 3, mars 1895).

de ne pas y voir une véritable permutation de symptômes, qui, quoique différents, sont l'expression d'un même fond morbide. Les substitutions de ce genre s'observent dans d'autres maladies, dans le rhumatisme, par exemple, et l'on n'en conteste pas la réalité; pourquoi donc la contesterait-on en ce qui concerne l'épilepsie?

Bucknill et Tuke rapportent, d'après Thorne, l'histoire d'un individu qui avait eu tout d'abord des attaques d'épilepsie convulsive ordinaire; celles-ci ayant disparu, il eut ensuite des accès intermittents d'excitation mentale qui semblaient prendre la place des attaques convulsives. Cet individu, qui était sobre et de bonne conduite, lorsque survenaient ses accès, prenait un couteau et déclarait qu'il voulait tuer ses enfants. L'accès passé, il n'avait aucun souvenir de ce qu'il avait fait. D'autres fois il lui était arrivé de commettre des vols dans des conditions identiques (¹).

Sankey rapporte le fait suivant :

Une femme est un jour arrêtée parce qu'elle troublait l'ordre public. Elle était entrée dans la voiture d'un médecin qui visitait un malade et elle avait crié au cocher de partir. On eut grand'peine à la faire sortir de la voiture tant elle mettait de violence à résister. On la conduisit d'abord en prison et plus tard on la fit entrer à l'Asile d'aliénés. Là, elle se mit à faire des réclamations extravagantes; si on refusait de la satisfaire, elle brisait les vitres, menaçait ou attaquait les gardiennes; alors même qu'on la contenait, elle parvenait à tout briser et détruire autour d'elle. Sa violence durait ainsi plusieurs jours de suite, puis elle redevenait calme jusqu'à un nouvel accès. Pendant huit mois qu'elle resta à l'Asile, elle n'eut aucun accès d'épilepsie, et cependant il était notoire que jusqu'au moment de son entrée, c'est à dire jusqu'à l'invasion du premier accès de fureur maniaque, elle avait eu des attaques d'épilepsie qui revenaient à intervalles réguliers (²).

Clouston donne l'observation d'un individu qui, devenu épileptique à l'âge de vingt-quatre ans, eut d'abord des attaques convulsives répétées, fréquentes, au moins une par mois, et même à un certain moment une tous les jours. Au bout de

(¹) BUCKNILL and H. TUKE. — *A Manual of psychological medicine.*
(²) SANKEY. — *Lectures on mental diseases*, p. 133.

quelque temps, cet individu eut des accès de manie impulsive ;
à partir de ce moment les crises convulsives devinrent moins
fréquentes et ne se produisirent que tous les trois ou quatre
mois. Il arriva même que, dans une période où les crises convulsives furent tout à fait rares, le malade fut sujet à des attaques soudaines d'impulsion où il se mettait inopinément à
frapper les personnes de son entourage. Son visage prenait
alors une expression méchante ; il fixait les personnes et les
invectivait. Les impulsions survenaient brusquement, souvent
sans cause appréciable, souvent aussi à la suite d'une contra-
riété, d'une contradiction. « Un jour, dit Clouston, il jouait au
whist ; il était très calme, personne ne disait mot ; soudain, il
pose ses cartes, darde sur son partenaire des yeux qui semblaient lui sortir de la tête, l'invective violemment et fait mine
de lui sauter à la gorge. On le retient, on le couche sur un
canapé, au bout de quelques minutes il revient à lui, demande
ce qui s'est passé et se remet aussitôt au jeu. Il n'avait eu
conscience de rien ([1]). »

Dans les cas que nous venons de voir, n'est-il pas bien évident que la psychose est réellement une manifestation de délire
épileptique ? Et cependant, au moment où elle se produit,
l'épilepsie convulsive ne se montre plus comme auparavant ;
elle s'est en partie ou même totalement effacée ; elle a fait
place au trouble mental, et c'est des états de ce genre que
l'on peut dire vraiment, suivant l'expression de Maudsley,
adoptée par Charcot, qu'ils sont des équivalents psychiques de
l'épilepsie.

Nous ne croyons donc pas qu'on puisse se refuser à y voir
une véritable substitution. La maladie est la même, mais elle
se manifeste autrement.

On ne peut pas davantage se refuser à le faire pour les cas
où c'est la psychose qui précède les manifestations convulsives
et disparaît lorsque celles-ci surviennent.

Les cas de cette catégorie sont moins nombreux que les
précédents, mais il s'en rencontre d'assez explicites. Berthier
a indiqué sommairement à la Société médico-psychologique,

____

([1]) CLOUSTON. — *Clinical Lectures on mental diseases*, p. 401.

en 1872, l'observation d'une fille de vingt-neuf ans, envoyée dans un Asile comme maniaque intermittente, et qui vit ses accès se changer en gastralgies syncopales, lesquelles devinrent à leur tour une franche épilepsie [1]. Morel, dans les mêmes circonstances, cita le cas d'une jeune femme ayant les accès périodiques les plus terribles qu'il fût possible de voir. Elle était enveloppée par les flammes du purgatoire, elle essayait de fuir. Les attaques convulsives sont venues plus tard, alors les accès de fureur ont été moins violents [2].

Une observation très remarquable au point de vue actuel est celle que M. Doutrebente a rapportée. Elle concerne un malade ayant eu pendant vingt ans des accès de folie à forme rémittente qui, s'ils ne disparurent pas complètement, du moins s'atténuèrent d'une manière très sensible à l'apparition de crises d'épilepsie convulsive, qui ne s'étaient jusqu'alors jamais vues. Ce malade avait été pris dès son enfance par la maladie mentale. En 1864, il entra à l'Asile de Blois et on le crut alors atteint de délire aigu; mais, à partir de ce moment, il eut alternativement des périodes d'excitation maniaque où il se montrait hardi et hautain, gesticulant, parlant fort et se donnant beaucoup de mouvement; et des périodes de dépression profonde allant presque jusqu'à la stupeur; puis il revenait un peu à lui et restait calme pendant plusieurs semaines. Ces périodes se succédaient ainsi environ cinq ou six fois par an. Les choses durèrent en cet état jusqu'à l'année 1881, où le malade eut sa première attaque d'épilepsie qui fut violente. A partir de ce moment, lorsqu'on laissa les crises convulsives se produire à leur aise, sans chercher à les atténuer par le traitement au bromure de potassium, on vit bien encore, soit avant, soit après les attaques d'épilepsie, un peu d'agitation; mais cela ne ressemblait plus à l'ancienne période d'excitation [3].

Si l'on voulait aller plus loin encore dans la voie où il est possible de rencontrer la substitution, on pourrait peut-être, à l'exemple de Pritchard, cité par H. Tuke, la montrer dans certains cas de ce qu'on a appelé la *folie morale* [4], cas dans

[1] *Annales médico-psychologiques,* 1873, 1er semestre, p. 139.
[2] *Ibid.,* p. 158.
[3] DOUTREBENTE. — Manie rémittente, double forme; épilepsie larvée (*Annales médico-psychologiques,* 1886, 2e semestre, p. 177).
[4] D. H. TUKE. — *Pritchard and Symonds,* p. 81. London, 1891.

lesquels, comme Savage l'indique à son tour, on voit, au bout
d'un temps plus ou moins long, se développer des attaques
convulsives qui n'ont pas été soupçonnées jusque-là. Les individus atteints de ce qui est ainsi désigné sous le nom de *folie
morale* ont des tendances impulsives ou destructives, sans
perte de connaissance, lesquelles, sous divers rapports, n'ont
pas plus de raison d'être, pas plus de mobiles, que les impulsions épileptiques (1).

Enfin, nous ne devons pas négliger de mentionner les faits
que M. J. Falret a indiqués comme étant tout à fait rares, dans
lesquels les accès de délire ont lieu, dans l'intervalle des accès
convulsifs, chez des individus reconnus comme épileptiques.
Il s'y produit une sorte de substitution alternante entre le
délire et la manifestation convulsive (2).

Ce qui nous porte à croire fortement aux diverses modalités
de la substitution, c'est un exemple que nous venons tout
récemment d'observer :

Une dame, épileptique depuis de longues années, chez qui,
à force de bromure dont elle prenait depuis longtemps six
grammes par jour, on avait fait disparaître les crises convulsives, avait subi peu à peu des changements de caractère qui,
en dernier lieu, ont abouti à une aliénation mentale bien caractérisée, hallucinations de l'ouïe et de la vue, idées de persécution, agitation maniaque alternant avec de la dépression et des
terreurs vives. Ayant eu à la traiter, nous avons cru devoir
diminuer de moitié la dose de bromure; mais, au bout d'un
mois, les crises convulsives sont revenues ; coup sur coup il y
en a eu trois. Or, à partir de cette époque, nous avons vu
rapidement disparaître hallucinations, idées délirantes, agitation maniaque et dépression. La malade est encore fantasque,
mais elle n'est plus aliénée; il ne lui reste qu'une certaine
débilité mentale qui ne l'empêchera pas de rentrer dans sa
famille. Sa folie ne semble-t-elle pas due sans conteste à la
suppression de ses crises convulsives, et c'est bien là un cas
de substitution.

Nous pourrions citer encore le fait d'un jeune homme de

---

(1) SAVAGE. — Article *Epilepsy and insanity*, dans le *Dictionary of psychological
Medicine*, de Hack Tuke.
(2) J. FALRET. — *De l'état mental des épileptiques*.

seize ans, atteint d'épilepsie depuis l'âge de six ans, traité sans
succès de bien des manières, et chez qui, en dernier lieu, le
bromure de potassium avait presque complètement supprimé
les convulsions. Mais il lui était alors survenu de l'hébétude et
des impulsions à la brutalité et à la violence. Le bromure a été
entièrement supprimé; les attaques convulsives ont repris leur
fréquence; elles sont presque entièrement nocturnes. Depuis
lors, l'état mental s'est considérablement éclairci.

La substitution, dans les conditions que nous venons d'examiner, nous paraît un argument formel en faveur de l'épilepsie
larvée, et c'est pourquoi nous avons cru devoir nous y arrêter
un peu longuement.

Cette substitution peut, comme nous l'avons dit, se faire de
deux manières : ou bien les troubles psychiques ouvrent la
marche et alternent ou même disparaissent lorsque surviennent les accidents convulsifs; ou bien ils se produisent au
lieu et place de ceux-ci qui ont préexisté. Mais l'épilepsie dite
larvée n'est elle-même qu'une des formes de la substitution.
Seulement dans ce dernier cas, la forme convulsive n'a jamais
existé; elle a été entièrement remplacée par la forme mentale,
qui n'est de son côté qu'un des modes d'évolution de la névrose épileptique; ce qui se produit en pareil cas justifie
pleinement la qualification d'*équivalent psychique* donnée à la
manifestation impulsive de l'épilepsie.

Un autre argument doit être tiré des similitudes plus ou
moins complètes que peuvent présenter entre elles deux manifestations morbides dont l'une porte nettement l'estampille de
ses attaches originelles, et dont l'autre, sans la présenter aussi
clairement, sans même la présenter du tout, ressemblera d'une
manière frappante à la première. Ainsi, par exemple, on se
trouve en présence de deux impulsifs, qui tous deux présentent
les mêmes symptômes, tous deux ont eu le même délire, tous
deux ont accompli les mêmes actes inconscients, tous deux
enfin sortent de leur crise d'une manière identique. L'un a
présenté des attaques d'épilepsie convulsive, l'autre n'en a
jamais eu. Peut-on ne pas reconnaître que tous deux sont
atteints de la même maladie? Peut-on, dans le second cas, ne
pas porter le diagnostic d'épilepsie avant d'avoir vu les convul-

sions elles-mêmes? S'il en devait-être ainsi, il faudrait autant dire qu'aucun diagnostic n'est possible, et les morsures de la langue, qui si souvent mettent sur la voie du diagnostic de l'épilepsie, ne devraient pas plus y faire penser qu'autre chose.

Voici, par exemple, un malade de M. Magnan.

C'est un jeune garçon de dix-huit ans, qui n'a jamais présenté d'attaques convulsives, mais dont quelques troubles intellectuels, revenant d'une façon intermittente, pouvaient faire songer à la nature épileptique des accidents. Par une nuit d'orage, ce garçon se lève, marche dans sa chambre, s'exalte, parle avec emphase, prétend assister à la création. Il ne prête nulle attention aux prières de sa mère qui l'engage à se calmer et à se reposer, et le matin, à cinq heures, il descend nu-pieds, armé d'un couteau qu'il a pris à la cuisine; il sort dans la rue, marche devant lui et frappe mortellement un malheureux ouvrier qui se trouve sur son passage. Il continue sa route, le couteau ensanglanté à la main, gesticule, prêche, déclame, absolument étranger à tout ce qui l'entoure. On le conduit à Sainte-Anne. A son arrivée, il est dans un état d'excitation extrême; son regard est farouche; il se précipite sur tout le monde, brise tout ce qu'il trouve sous sa main. Par moments il s'arrête, ses yeux deviennent fixes, il redresse la tête et reste en extase. On ne peut obtenir aucune réponse et l'on ne peut fixer son attention. Au bout de six jours, l'accès prend fin, le calme et la lucidité reviennent; mais le jeune homme ne se souvient de rien (¹).

Après avoir rapporté ce fait, M. Magnan ajoute : « Cet accès de délire maniaque, à début brusque, à chute rapide, à courte durée, avec l'inconscience finale, ne pouvait se rattacher qu'à l'épilepsie. » Et de fait, en remontant dans le passé du malade, on y trouvait des vertiges et d'autres accès impulsifs qui justifiaient pleinement cette supposition. Ce qui n'empêche pas que le diagnostic avait pu être fait, et bien fait, avant de les connaître. Ce jeune garçon, à aucun moment de sa vie, n'eût présenté le moindre accident convulsif, que le diagnostic eût dû être identique.

Ceux mêmes qui ne veulent pas admettre une épilepsie larvée

______

(¹) MAGNAN. — *Leçons cliniques sur l'épilepsie*, p. 29.

se trouvent à l'occasion amenés comme malgré eux à soupçonner l'épilepsie, avant que celle-ci ne se soit affirmée par
ses signes moteurs. C'est ce qui nous paraît s'être présenté à
propos d'une observation donnée par M. Christian.

Une jeune femme de la campagne, âgée de vingt-huit ans,
mariée, est amenée dans un Asile pour un délire maniaque qui
date de quinze jours. Aucun renseignement sur elle. Quelques
jours après son entrée, la malade, qui paraissait se calmer, se
met tout à coup nue dans sa cellule, grimpe à la fenêtre, brise
les vitres de l'imposte et fait passer bras et jambes à travers
les barreaux; on eut toutes les peines du monde à la dégager.
Un autre jour, elle grimpe sur un arbre de la cour. Ces actes
paraissent instinctifs, la malade ne peut en donner aucune
explication. Quelquefois elle entre en fureur, met tout en
pièces autour d'elle, pousse des hurlements ou répète indéfini-
ment le même mot.

« Cet état, dit M. Christian, durait depuis des mois, le diagnostic restait incertain, quand un matin, pendant la visite,
nous vîmes la malade pâlir tout à coup, ses yeux se convulsent,
les traits se crispent, la bouche est contractée, la tête tourne
de gauche à droite; en quelques secondes tout rentrait dans
l'ordre. Nous venions d'assister à un petit accès d'épilepsie et
tout s'expliquait. Nous apprîmes que, plusieurs fois déjà, des
accidents semblables s'étaient produits, auxquels la religieuse
du service n'avait attaché aucune importance. Enfin, nous
apprîmes aussi qu'au début de la maladie, cette femme avait
jeté par la fenêtre son enfant âgé de quatre ans (1) ».

Ainsi donc, jusqu'au jour où les attaques convulsives furent
constatées, le diagnostic était resté incertain; cela veut bien
dire, ce nous semble, qu'on avait pensé à l'épilepsie, que les
symptômes observés étaient suffisants pour faire naître des présomptions à son égard, mais qu'on n'osait pas affirmer son
existence. Si les convulsions n'avaient jamais été vues, le diagnostic aurait donc dû rester en suspens; mais le trouble morbide
n'en aurait pas pour cela été moins de nature épileptique. On
s'en est tenu aux présomptions. Sans doute, entre elles et la certitude il y a un pas à franchir; mais dans toutes les sciences

(1) CHRISTIAN. — *Épilepsie, folie épileptique*, p. 125.

naturelles, n'a-t-on pas commencé par les présomptions, par les hypothèses; et après avoir vu celles-ci se réaliser un certain nombre de fois, dans des conditions déterminées, on a pu à bon droit arriver à les tenir pour faits certains. Par conséquent, si, dans un cas obscur, incertain, on pensait à l'épilepsie, c'est que, par analogie avec d'autres faits du même genre, on était autorisé à le faire.

Ceci nous amène à une dernière considération. Accordons que la question n'est pas encore suffisamment élucidée; accordons que les faits qui semblent propres à prouver l'épilepsie larvée n'ont pas encore une précision scientifique suffisante; accordons, enfin, que ce que d'aucuns nomment *épilepsie larvée, épilepsie mentale, équivalents psychiques de l'épilepsie* n'est que l'épilepsie méconnue et que toute attaque mentale s'accompagne toujours, d'une manière aussi fugitive que ce soit, d'un élément convulsif, spasme, vertige, absence; on se trouve néanmoins en présence d'une difficulté qu'au point de vue de la médecine légale, il est important de résoudre. Cette difficulté est la suivante :

Étant donné un individu qui a eu des accidents impulsifs tels qu'on aurait de bonnes raisons de les rattacher à l'épilepsie, on n'a pas pu, soit par l'observation directe, soit par les renseignements, saisir chez lui le moindre indice de convulsion, le moindre trouble moteur, devra-t-on absolument s'abstenir de formuler un diagnostic et ne pas dire que son cas relève de l'épilepsie?

Pour résoudre cette difficulté, c'est encore à M. Christian que nous ferons appel. Analysant l'histoire bien connue de cet aliéné épileptique qui fut le meurtrier du Dr Geoffroy (d'Avignon)(1) et qui avait agi sous l'influence d'un délire qui n'était point de nature épileptique, M. Christian donne les raisons d'après lesquelles on devait établir que ce délire n'était point d'une telle nature. « Si on étudie l'observation dont il s'agit, dit-il, on est obligé de reconnaître que, dans le délire qui possédait le meurtrier au moment du crime, il n'existe aucun des caractères du délire épileptique, ni la soudaineté,

(1) BAILLARGER. — *Archives cliniques des maladies mentales et nerveuses.* Paris, 1861.

ni l'impulsion subite, ni la perte de conscience(¹). » Si nous ne nous trompons, cela veut bien dire qu'il y a des signes, au moins trois, dont l'absence permet de dire qu'une impulsion n'est point de nature épileptique ; inversement, il en résulte que ces mêmes signes doivent être tenus pour valablement caractéristiques de l'épilepsie mentale envisagée en elle-même et en dehors de l'élément convulsif.

Nous sommes donc bien réellement en droit de conclure que la nature épileptique des impulsions peut être affirmée même indépendamment de la constatation ou de la connaissance des accidents convulsifs. Nous examinerons plus loin les signes qui permettent de se prononcer dans ce sens.

Les équivalents psychiques de l'épilepsie sont, à peu d'exceptions près, identiques avec les manifestations impulsives liées directement aux convulsions épileptiques dont nous nous sommes précédemment occupé. Nous aurons ultérieurement à examiner des faits, des particularités diverses, qui pourront encore nous servir d'exemples. Par conséquent, il est inutile d'en faire ici une description spéciale.

IV. — Des impulsions irrésistibles dans l'épilepsie partielle.

Les progrès dans la connaissance de l'épilepsie et de sa nature amènent à reconnaître que les diverses manifestations de cette maladie ne sont point, au fond, différentes les unes des autres et qu'il y a identité entre l'épilepsie généralisée, vulgaire, et l'épilepsie dite *partielle*. Celle-ci, cependant, a des symptômes non pas différents, mais plus circonscrits, qui affectent des allures spéciales.

L'identité de nature étant la même, on doit s'attendre à trouver, dans l'épilepsie partielle comme dans l'autre, les diverses variétés d'impulsions irrésistibles. Cependant jusqu'ici les faits qui ont été observés ne sont pas en assez grand nombre pour permettre de placer tout à fait sur le même plan les deux états sous le rapport qui nous occupe.

(¹) CHRISTIAN. — *Épilepsie, folie épileptique*, p. 128-129.

Il y a même telle particularité de l'épilepsie partielle, comme la conservation de la conscience au cours des attaques, qui mérite tout spécialement d'attirer l'attention et dont l'étude permettra peut-être plus tard d'élucider des points encore obscurs de l'épilepsie en général.

Peu d'auteurs se sont occupés des impulsions irrésistibles dans l'épilepsie partielle.

M. Fournier, le premier, croyons-nous, en a fait une mention un peu précise, quand il a traité des manifestations épileptiques de la syphilis du cerveau; et encore est-il obligé de reconnaître que le petit nombre des faits dont on dispose interdit d'en donner une description dogmatique, qu'il faut attendre de plus amples renseignements sur leur histoire et que, pour le moment, il faut se borner à les signaler [1].

Il indique toutefois dans l'épilepsie partielle une forme de délire impulsif, consistant en un délire subit et passager, lequel se manifeste par des actes déraisonnables, désordonnés, souvent agressifs et violents, parfois même criminels; tous actes accomplis sous l'influence d'une impulsion automatique, irréfléchie, inconsciente, irrésistible.

Il y indique encore, dans quelques cas assez rares, des troubles intellectuels qui prennent l'aspect de l'excitation maniaque et où l'on rencontre les marques de l'état impulsif; ces troubles, comme ceux de l'épilepsie ordinaire, sont ordinairement temporaires et de courte durée [2].

M. Fournier cite en exemple un malade qui, à la suite de crises d'épilepsie partielle, rapprochées et violentes, se mit à tenir, avec une étonnante loquacité, les propos les plus décousus, les plus incohérents. Il se promenait nu dans sa chambre et voulait descendre nu sur la voie publique; dans une crise, il maltraita son frère et chercha à l'étrangler.

Un autre malade, dans les mêmes conditions, présenta plusieurs accès d'impulsions irrésistibles. Un jour, notamment, il sort brusquement de chez lui, sans mot dire, l'œil fixe, le visage égaré et se met à parcourir les rues au hasard, à la façon d'un homme en délire. Un autre jour, il se précipite

(1) FOURNIER. — *La syphilis du cerveau*, p. 313. Paris, 1879.
(2) *Ibid.*, p. 182.

soudainement et sans le moindre motif sur une personne qui
venait lui rendre visite et avec laquelle il conversait tranquillement; il la maltraita et faillit même la tuer. Dans un autre
accès, il prit pour un braconnier un de ses domestiques qui,
par hasard, avait un fusil en main; il se jeta sur lui, s'empara
de son arme et fit feu sur cet homme qu'heureusement il
n'atteignit pas [1].

Enfin, M. Fournier a constaté que les syphilitiques atteints
d'épilepsie partielle sont, comme les autres épileptiques, d'un
caractère très irritable; qu'ils sont irascibles, méchants,
intraitables, emportés; que, sans le moindre motif, sans provocation d'aucune sorte, on les voit parfois éclater tout à coup
en colères, en révoltes, en violences qui ne laissent pas que
d'être dangereuses [2].

M. Féré s'est exprimé sur le même sujet dans des termes
qui, à certains égards, sont les mêmes que ceux de M. Fournier, mais qui précisent encore mieux la similitude qu'il y a
entre l'épilepsie partielle et l'épilepsie généralisée. « Les malades atteints d'épilepsie partielle, dit-il, présentent assez souvent d'autres troubles comitiaux qui ne diffèrent en rien de
ceux que l'on trouve chez les épileptiques vulgaires.... Un de
nos malades présente alternativement, avec des crises d'épilepsie partielle, des impulsions irrésistibles et violentes. » Et
il ajoute : « Un fait très important et bien de nature à montrer
que l'épilepsie partielle est moins qu'on ne le pense une affection locale, c'est que les malades qui en sont atteints présentent fréquemment d'autres paroxysmes qu'il est impossible de
distinguer des paroxysmes de l'épilepsie vulgaire et désignés
sous le nom de *petit mal*. Un grand nombre d'individus
atteints d'épilepsie partielle ont en même temps des équivalents psychiques; tantôt c'est une folie subite, avec perte de
connaissance, avec ou sans chute, tantôt c'est une simple
obnubilation de la vue, d'autres fois c'est une hallucination
subjective, un trouble psychique momentané [3]. »

M. Rolland, dans une monographie importante de l'épi-

[1] FOURNIER. — *La syphilis du cerveau*, p. 182-174.
[2] *Ibid.*, p. 181.
[3] FÉRÉ. — *Des épilepsies*.

lepsie partielle, mentionne quelques particularités qui nous intéressent directement; nous y voyons que, parmi les phénomènes précurseurs de l'épilepsie partielle, il y a, comme dans l'autre, des mouvements procursifs, des impulsions en avant, où le malade court, comme précipité malgré lui; d'autres fois l'accès s'annonce par des impulsions en arrière ou par des mouvements giratoires. De même, après la crise convulsive ou en dehors des attaques, les malades peuvent présenter des troubles psychiques, hallucinations de l'ouïe ou de la vue, aberrations mentales qui aboutissent à des mouvements impulsifs irrésistibles. M. Rolland donne comme exemple les cas d'un malade observé par M. Pitres et d'un autre malade observé par M. Bourneville; ce dernier, à la suite d'un accès, fut comme fou pendant un mois, il ne reconnaissait pas sa mère et répétait continuellement, malgré lui : « Oh! qu'il est bête (¹)! »

Mais de tous ceux qui ont envisagé l'épilepsie partielle au point de vue qui nous occupe, c'est M. Pitres qui a établi l'assimilation la plus complète entre elle et la grande épilepsie.

M. Pitres croit à l'existence de l'épilepsie larvée; pour lui, cliniquement, cette existence ne fait pas de doute; elle est une des manifestations certaines du mal comitial. Partant de là, il a été amené, à propos de faits qu'il avait observés, à examiner si les accès larvés d'épilepsie vulgaire ou, pour mieux dire, si les équivalents cliniques des accès épileptiques complets n'avaient pas leur analogue dans l'épilepsie partielle et il est arrivé à reconnaître, qu'en effet, dans celle-ci, on trouve certains phénomènes qui doivent en être considérés comme les équivalents cliniques.

« A côté et indépendamment des accès épileptoïdes convulsifs, dit-il, il y a lieu de décrire des accès épileptoïdes sensitifs, sensoriels, psychiques et paralytiques, et de considérer ces accès sensitifs, sensoriels, psychiques et paralytiques comme des équivalents cliniques de l'épilepsie partielle convulsive, au même titre que les accès de manie ou d'automa-

______

(¹) ROLLAND. — *De l'épilepsie jacksonienne*, p. 34-54. Paris, 1888.

tisme épileptique sont considérés comme des équivalents cliniques des grands accès convulsifs du mal comitial (1). »

Comme exemple vraiment remarquable, M. Pitres donne l'histoire d'un de ses malades :

Dans les intervalles de ses accès convulsifs, brusquement, sans aucune provocation, sans idée délirante précise, ce malade avait des impulsions qui le portaient à commettre des actes déraisonnables. En passant dans la rue, l'idée lui venait de bousculer les passants, de repousser violemment hors du trottoir les personnes qui marchaient tranquillement à son côté et il mettait ces idées absurdes à exécution, sachant fort bien qu'il commettait là des actes blâmables susceptibles de lui attirer des désagréments. Un jour, il a ainsi jeté dans le ruisseau une dame âgée; maintes fois, il a donné de forts coups d'épaule à des passants inoffensifs. L'acte accompli, il poursuivait son chemin sans se préoccuper des injures que lui attirait sa brutalité, se rendant parfaitement compte de la sauvagerie de ses actions, comprenant même qu'il avait tort de les commettre, mais éprouvant néanmoins une certaine satisfaction intérieure de les avoir commises. Dans son état normal, cet homme était d'un caractère très doux et nullement querelleur. Une de ses crises impulsives les plus remarquables lui arriva dans une circonstance où il était occupé dans la rue à se faire cirer les chaussures, tenant par la main sa petite fille. Tout à coup, il ressent un vertige giratoire. Il se dirige aussitôt vers un café voisin et, ouvrant la porte, dit à la maîtresse de l'établissement de ne pas s'inquiéter de ce qui allait se passer. Particularité intéressante à noter, il n'éprouvait à ce moment aucune convulsion et son bras gauche, siège habituel des attaques, n'était nullement raide. Comme il demandait alors ce qu'était devenue sa fille, le maître du café s'approcha de lui. Il crut à ce moment reconnaître son propre frère et se figura même qu'il lui disait, de sa voix ordinaire qu'il reconnaissait bien : « Ne t'effraie pas, ce ne sera rien. » A quoi le malade répondit à son tour : « Oh! que je suis heureux que tu sois là, mon frère! » En même temps, de grands bruits, bruits d'usine, semblèrent retentir à ses oreilles, puis

(1) A. PITRES. — Études sur quelques équivalents cliniques de l'épilepsie partielle ou jacksonienne (*Revue de Médecine*, 1888).

il revint tout à fait à lui sans avoir perdu connaissance. Le tout avait duré à peine trois minutes. Pendant le reste de la journée, cet homme se sentit très fatigué.

M. Pitres ajoute que, chez ce malade, les impulsions ont toujours été conscientes et que, l'accès passé, il s'en souvenait.

Qu'on veuille bien donner une attention toute particulière à ces impulsions qui se produisent sans perte de la conscience et dont les malades se souviennent après l'attaque. C'est, du reste, un fait commun, dans les attaques d'épilepsie jacksonienne, qu'il n'y ait pas perte de la connaissance tant que les accès n'ont pas une intensité trop marquée. Cette conservation de la conscience, sur laquelle nous ne pouvons insister, faute de documents assez significatifs, demanderait à être étudiée avec soin. Ne permettrait-elle pas d'expliquer les faits d'impulsions irrésistibles conscientes que des auteurs rattachent à l'épilepsie et que d'autres se refusent à y rapporter, précisément à cause de cette conservation de la conscience. Jusqu'à nouvel ordre, assurément, la plus grande réserve est commandée à ce sujet; mais tant de faits nouveaux ont surgi depuis peu dans l'histoire de l'épilepsie, qu'il ne faudrait pas s'étonner si les notions les plus certaines que nous avons actuellement sur cette maladie devaient encore s'étendre et se préciser davantage.

Quoi qu'il en soit, les rapports des impulsions irrésistibles avec l'épilepsie partielle sont jusqu'ici imcomplètement connus; mais des jalons ont été jetés qui permettent d'en poursuivre plus parfaitement l'étude.

V. — Impulsions chez les épileptiques, indépendantes de l'épilepsie. — Délires associés. — Coexistence de plusieurs délires.

Une des données les plus importantes dont M. Magnan ait enrichi la science des maladies mentales est celle qui concerne la coexistence de plusieurs délires de nature différente chez le même aliéné. On se trouve souvent en présence d'individus dont les manifestations morbides sont en quelque sorte disparates ; on s'étonnait qu'il en fût ainsi ; on hésitait à se faire une idée nette de ce qu'on avait devant soi et l'on reculait devant un diagnostic. M. Magnan a montré que les faits cliniques, en aliénation mentale, ne s'offrent pas toujours avec les caractères de simplicité que comportent les descriptions dogmatiques et que, pour débrouiller le chaos apparent des complexités nosologiques, il suffit de faire à chaque forme morbide la part qui doit lui revenir [1]. Ses élèves, notamment M. Dericq, ont développé son enseignement et contribué, eux aussi, à éclaircir ce que le sujet pouvait avoir d'obscur et d'incertain.

En ce qui concerne spécialement l'épilepsie, ils ont montré que les délires qui lui appartiennent en propre, et parmi eux les impulsions irrésistibles, peuvent coexister avec des délires d'autre origine, par exemple avec du délire alcoolique, de la folie systématisée, des troubles divers dus à la dégénérescence.

Cela établi, il s'ensuit un corollaire d'une importance évidente ; c'est que les manifestations impulsives survenant chez un individu ayant plusieurs tares morbides, et entre autres l'épilepsie, ne doivent pas nécessairement être attribuées à l'épilepsie.

Il n'y a rien d'extraordinaire à voir quelquefois la dégénérescence faire cause commune avec l'épilepsie. En effet, celle-ci peut, en certains cas, être un effet même de la dégénérescence. Une malformation cérébrale originelle, un trouble trophique des centres nerveux existant au moment de la naissance, et qui sont eux-mêmes des effets de la dégénérescence, peuvent conduire à l'épilepsie. Il en est de même d'accidents qui se produisent peu après la naissance et qui, eux aussi, ont eu leur source dans des perturbations antérieures. L'hérédité joue ici son rôle ; elle a des conséquences diverses, tantôt l'idiotie, l'imbécillité, tantôt des altérations cérébrales, source d'épilepsie, mais qui peuvent se réunir et dont la concordance arrive à produire des résultats identiques à ceux de plusieurs

---

[1] MAGNAN. — De la coexistence de plusieurs délires de nature différente chez le même aliéné (*Archives de Neurologie*, 1880).

délires coexistant chez un même individu. Il se trouve d'ailleurs des auteurs qui ont voulu voir en tout épileptique un dégénéré, et cela dans des conditions telles que la dégénérescence, à leurs yeux, fait le fond même de l'état mental du malade. Pichon a émis là-dessus une opinion qui va presque aux dernières limites. Il s'exprime ainsi : « A part quelques rares exceptions, on peut dire, sans être taxé d'exagération, que formuler le diagnostic d'épilepsie, c'est formuler implicitement, du moins dans une certaine mesure, le diagnostic de dégénérescence mentale [1]. » Et pour qu'on ne se méprenne pas sur sa pensée, il spécifie qu'il a en vue non la débilité mentale, mais bien la dégénérescence. Plus loin, il dit encore : « Sur 21 épileptiques hommes et 11 épileptiques femmes que des troubles psychiques avaient amenés à Sainte-Anne, en six mois, et que nous avons eu occasion d'observer, nous avons recherché cette dégénérescence mentale, en nous basant soit sur des signes de débilité mentale, soit sur les signes physiques et psychiques de dégénérescence héréditaire. Or, il nous a été possible de la retrouver nettement chez 15 hommes et 4 femmes. Une moyenne si forte prouve que, loin d'être une exception, cette association est plutôt la règle chez les épileptiques, et nous ne pouvons plus dès lors y voir une coexistence. »

Cette opinion, quel que soit le nombre de faits sur lesquels elle s'appuie, n'est pas décisive. Nous savons d'ailleurs que certains auteurs regardent les causes morales comme un facteur important de la maladie convulsive; que d'autres se rangent à l'avis de Lasègue, qui ne croyait pas à l'influence des causes morales et qui, dans des pages quelque peu railleuses, s'étonnait qu'on pût encore en parler, assignant aux malforformations du crâne, originelles ou accidentelles, une action prépondérante sinon même exclusive [2]; que d'autres encore, à l'exemple de M. Christian, restreignent l'influence des malformations du crâne et constatent avec juste raison que bien des individus ont de ces sortes d'altérations sans être cepen-

[1] PICHON. — *Les maladies de l'esprit*, p. 98. Paris, 1888.
[2] LASÈGUE. — Pathogénie de l'épilepsie (*Études cliniques*, t. Ier. Paris, 1884). — Des délires transitoires (*Comptes rendus du Congrès de Médecine mentale de Paris*, 1878).

dant épileptiques; qu'enfin, en dernier lieu, on à fait jouer un
rôle très grand à l'infection dans la genèse de l'épilepsie.

Il est donc plus sage et plus vrai, en ce qui concerne la rencontre de la dégénérescence et de l'épilepsie, d'y voir, suivant
les cas, tantôt une seule et même chose ayant des effets différents, tantôt une pure coexistence.

La dégénérescence a d'ailleurs des effets divers; tantôt elle
conduit à l'imbécillité, tantôt elle laisse aux individus une
somme plus ou moins grande de facultés mentales; mais elle
leur laisse aussi des lacunes qui se manifestent dans les dispositions morales et intellectuelles; ceux qui sont dans ces dernières conditions appartiennent au groupe de malades que
M. Magnan nomme des *dégénérés*.

La coexistence de l'idiotie et de l'imbécillité avec l'épilepsie
est fréquente et, au point de vue qui nous occupe, il convient
de leur attribuer ce qui leur est propre. Bon nombre d'idiots
ou d'imbéciles, épileptiques ou non, ont des impulsions qui
sont dues à leur infirmité. On les voit quelquefois se livrer,
soit sur des animaux, soit sur leurs semblables, à des actes de
méchanceté, sans motifs, qui paraissent révoltants. Leurs instincts érotiques sont souvent très développés et se manifestent
d'autant plus librement qu'ils ne sont refrénés par aucun sentiment de pudeur. Enfin, bon nombre d'idiots ont, comme de
véritables épileptiques, des poussées d'excitation maniaque
dont les allures sont tout à fait impulsives. Constatant l'alliance
fréquente de l'idiotie et de l'épilepsie, Ach. Foville fait remarquer que c'est dans leur période d'excitation maniaque que les
infirmes de cette catégorie sont particulièrement dangereux et
peuvent être facilement portés à se suicider, à commettre des
vols, des actes de violence, voire même des homicides et très
souvent à allumer des incendies(¹).

Quand l'épilepsie et l'idiotie sont associées, quelle est leur
part respective dans ces tendances impulsives? Cela n'est pas
toujours facile à dire; mais il semble bien que, d'une manière
générale, l'épilepsie imprime à l'idiotie son irascibilité, ses
violences, ses emportements soudains. Le propre de l'idiotie,
de son côté, est de donner carrière aux instincts, à une cer-

---

(¹) ACH. FOVILLE FILS. — Art. *Imbécillité* dans le *Nouveau Dictionnaire de Médecine et de Chirurgie pratiques.*

taine perversité qui a sa base dans la satisfaction matérielle des sens et dans une vanité particulièrement puérile. Les idiots volent pour satisfaire leur gloutonnerie, pour se procurer un objet de toilette dont la vue aura captivé leurs yeux, ils s'abandonnent aux instincts génésiques sous la seule influence de l'excitation de leurs organes génitaux. Comme l'indique M. Dagonet, « les idiots sont irascibles, vindicatifs et parfois susceptibles d'exaltation passionnée. Ils sont cruels en ce sens que, incapables d'apprécier la portée de leurs actes, ils commettront un meurtre avec une impassibilité extraordinaire. Ainsi un idiot égorgea un homme après avoir vu égorger un cochon. Un autre, après avoir tué deux enfants de son frère, vint en riant raconter à celui-ci ce qu'il avait fait[1]. »

Les impulsions irrésistibles des imbéciles et des idiots semblent donc leur venir d'une excitation réflexe des organes des sens, y compris le sens génital et la sensibilité générale. Leur abaissement d'esprit, leur infériorité intellectuelle les empêchent d'en avoir réellement conscience ; mais ils en sentent les résultats et éprouvent une jouissance véritable lorsqu'ils parviennent à les satisfaire.

Nous avons dit précédemment que quelques auteurs semblaient disposés à regarder la folie morale comme un des modes d'expression de la névrose épileptique. En attendant que cette opinion soit justifiée, il faut se borner à considérer que la folie morale, de même que la dégénérescence dont elle est quelquefois une des formes, peut coexister avec l'épilepsie.

Par folie morale, il faut comprendre, avec M. Dagonet, un état morbide caractérisé particulièrement par une exagération passionnelle et un affaiblissement extraordinaire de la volonté, plutôt que par le trouble même des facultés intellectuelles ; autrement dit par un entraînement souvent irrésistible à des actes blâmables et dangereux [2].

Les choses ainsi entendues, on est à même de faire, dans un cas donné, la part de ce qui revient soit à l'épilepsie, soit à la folie morale. Les impulsions de cette dernière ne sont rien autre chose que des obsessions de divers genres, et notamment de celles à qui M. Régis a donné le nom excellent d'*obsessions*

[1] DAGONET. — *Traité des maladies mentales*, p. 659. Paris, 1894.
[2] *Ibid.*, page 437.

propensives (1), dans lesquelles le malade peut se trouver entraîné aux actes les plus dépravés comme les plus terribles.

Tel était le cas d'une femme, dont M. Magnan rapporte l'histoire, et qui avait des impulsions multiples, les unes tenant de la folie morale, les autres de l'épilepsie dont elle était atteinte. Celles-ci venaient après les attaques convulsives et se produisaient au milieu d'accès de délire; elles étaient inconscientes. Les autres survenaient à n'importe quel moment de sa vie et constituaient des actes tout à fait inconsistants. On la voyait un jour rire aux éclats à l'enterrement de son grand-père qu'elle avait cependant beaucoup aimé. A certains moments, elle se mettait à prononcer les mots les plus grossiers qu'elle aurait voulu ne pas dire. Parfois, elle se sentait entraînée à frapper un inconnu, un ami, un parent. Enfin, elle avait des perversions sexuelles, d'abord se sentant poussée à l'onanisme, plus tard ayant un désir immodéré de rapprochements sexuels et se donnant au premier venu (2).

Une autre observation du même auteur concerne un individu, fils d'épileptique, qui était lui-même sujet à des accidents convulsifs; il avait des absences pendant lesquelles il ne savait pas ce qu'il faisait; il pâlissait tout à coup et se laissait aller à terre; un jour, il fut ramassé par un factionnaire devant lequel il venait de s'affaisser. Mais il avait des impulsions très étrangères à l'épilepsie. Dès son enfance, il était malfaisant, se livrait au vagabondage. De bonne heure, il eut des obsessions sexuelles qui s'exagéraient par des mutilations auxquelles il était invinciblement entraîné sur sa propre personne. Cet individu ne manquait pas d'intelligence (3).

L'épilepsie peut se trouver encore associée à des délires divers, notamment le délire des persécutions, le délire mélancolique, le délire alcoolique, et les actes impulsifs qui surviennent dans ces états complexes peuvent ne point relever de l'épilepsie.

Le délire des persécutions communique par lui-même aux

(1) Régis. — *Manuel pratique de Médecine mentale*, p. 263, 2e édition, 1892.
(2) Magnan. — *Recherches sur les centres nerveux*, p. 144. Paris, 1893.
(3) *Ibid.*, p. 146.

individus des tendances impulsives; lorsqu'un persécuté commet une agression, il le fait souvent d'une manière inopinée, soudaine, tout en l'ayant depuis longtemps préméditée. C'est ce que Blanche a fort justement indiqué. Partant de ce fait que, par suite des idées qui les tourmentent, les persécutés devraient souvent se transformer en meurtriers, mais que cependant ce n'est pas parmi eux que se trouve le plus grand nombre d'homicides, Blanche a montré que leurs agressions sont dues à un état de crise accidentelle. Les persécutés inertes ne sont point agressifs, ils se résignent à leur sort; mais d'autres sont sujets à des exaltations critiques. « Calmes habituellement, dit Blanche, ils s'excitent sans autre cause qu'une modification cérébrale dont ils n'ont pas conscience. Quand la crise est peu accentuée, elle se traduit par un besoin de mouvement ou par une anxiété grave; mais si elle atteint son paroxysme, les persécutés vont jusqu'à l'acte et se vengent ou se préservent en frappant celui qu'ils supposent être l'auteur de leurs maux ([1]). »

Aucun fait ne montre mieux l'importance de ces paroles que l'histoire de cet aliéné, dont nous avons déjà parlé, qui fut le meurtrier du Dr Geoffroy. Il était épileptique; mais il n'a pas commis son meurtre sous l'influence directe de son épilepsie. Des hallucinations lui avaient commandé de tuer le médecin, sous peine de demeurer malheureux toute sa vie et, quoiqu'il fût très attaché au Dr Geoffroy, un jour que les hallucinations étaient plus vives, plus pressantes, il se jeta sur lui et lui enfonça dans le dos une arme qu'il tenait cachée.

Nous avons eu à faire une expertise médico-légale sur le cas d'un individu qui, en quelques instants, avait assommé trois personnes. Cet individu était épileptique: il a eu sous nos yeux une crise convulsive d'une grande intensité. On pouvait donc de prime abord se demander si ses meurtres, absolument inattendus, n'étaient point le fait d'une impulsion épileptique; ils en avaient les principaux caractères et en particulier l'instantanéité, la soudaineté avec laquelle ils avaient été commis. Mais un examen attentif nous montra que cet homme avait agi sous l'influence d'hallucinations et d'idées de persé-

([1]) BLANCHE. — *Des homicides commis par les aliénés*, p. 7. Paris, 1878.

cution. Il croyait qu'on voulait l'empoisonner, qu'on lui disait des injures. En épileptique, il racontait ses attentats avec une indifférence vraiment frappante. « J'étais, dit-il, assis avec ma femme au pied d'un arbre ; elle se mit à m'injurier et je lui donnai deux soufflets. A ce moment, je vis venir un de nos voisins et ma belle-mère, venant probablement secourir ma femme. Quand je les aperçus, j'allai chez moi et je pris un coutre en fer pour charrue. Je descendis sur le chemin où était ma femme et de là je vis encore mon voisin et ma belle-mère se diriger vers moi. Je dis à ma femme : « Tu vois ces deux » individus, ils méritent la mort. » Alors je suis allé au-devant du voisin ; je l'abordai en lui disant : « Pourquoi voulez-vous » m'empoisonner, moi et tous mes enfants ? — Ce n'est pas vrai, » me dit-il. — Oui, je le sais, lui répliquai-je, et vous méritez » la mort. » Aussitôt je lui donnai sur la tête un coup du coutre que j'avais à la main. Je lui dis alors de me demander trois fois pardon, et comme il ne le fit pas, je lui portai encore un ou deux coups sur la tête. Pendant ce temps, ma belle-mère se mit à courir vers moi en me disant: « Qu'as-tu fait, malheu- » reux ? » Je me dégageai d'elle, en criant : « Tu mérites la mort » comme eux. » Et je lui portai un coup, qu'elle para avec son bras. Elle s'enfuit, je la suivis et l'eus bientôt atteinte. Je lui reprochai qu'elle voulait m'empoisonner, mes enfants et moi. Elle me dit que ce n'était pas vrai. Je lui répondis que si elle me demandait trois fois pardon, je ne lui ferais rien. Elle ne me demanda pas pardon et alors je lui ai porté plusieurs coups de coutre sur la tête. Je revins sur mes pas, me dirigeant du côté de ma femme. Lui ayant dit de me demander trois fois pardon pour tout ce qu'elle m'avait fait et pour avoir voulu m'empoisonner, elle ne dit pas ces mots-là. Alors je lui donnai trois coups de coutre sur la tête. Elle tomba. Je la laissai. J'enfermai mes bœufs et je vins donner à souper à mes enfants, avec lesquels je me mis à table. Voilà comment les choses se sont passées. »

Cet individu, dont les facultés intellectuelles étaient peu développées, était un homme taciturne, concentré, brutal, vindicatif, ayant ainsi plusieurs traits du caractère des épilep-tiques. N'est-il pas vrai que dans sa manière d'agir, dans la façon dont il immole successivement trois personnes, froidement, sans la moindre hésitation, sans le moindre trouble moral, on trouve quelque chose de l'impassibilité de l'épileptique qui tue mécaniquement, parce que son bras est entraîné à le faire? Mais cependant son triple meurtre avait eu lieu plutôt sous l'influence d'un délire de persécutions.

Les rapports réciproques des impulsions épileptiques et des impulsions alcooliques peuvent se déterminer de la même manière que ceux du délire des persécutions par rapport à l'épilepsie, en se reportant aux caractères du délire alcoolique. Nous empruntons à M. Dericq les exemples suivants (¹).

« J. R..., âgé de vingt-trois ans, a eu à diverses reprises des impulsions suicides venues dans des conditions très différentes les unes des autres. Et d'abord, on le voit sous le coup d'une frayeur subite, se précipiter vers la fenêtre, qu'il ouvre pour se lancer au dehors; on a tout juste le temps de le retenir. Plus tard, lorsqu'on lui parle de cette tentative, il est tout étonné et n'y croit que sur des affirmations très catégoriques. Dans le même temps, il fit, dans des conditions identiques, diverses autres tentatives de suicide, dont il perdait totalement le souvenir. Mais ce qui est important à remarquer, c'est qu'au moment de la première tentative, il était dans un accès de délire alcoolique. Il avait des hallucinations de l'ouïe; il se croyait entouré d'individus menaçants et voyait des rats courir autour de lui.

« A côté de J. R... il faut mettre un autre alcoolique, épileptique lui aussi, ayant des accès de délire alcoolique avec hallucinations spéciales à ce délire et qui maintes fois, en cet état, a fait des tentatives de suicide dont il n'était point inconscient. Il a pris tous les moyens possibles pour se tuer, corde, eau, ciseaux, etc. Souvent des tentatives ont été faites peu de temps après une attaque; mais il se les rappelle parfaitement.

L'association du délire mélancolique et de l'épilepsie peut également donner lieu à des impulsions diverses, relevant chacune de son état spécial de maladie.

(¹) DERICQ. — *Coexistence de plusieurs délires d'origine différente chez le même aliéné*, th. de Paris.

Dans tous les cas de ce genre, quelle que soit la forme
morbide associée à l'épilepsie, il faut donc bien prendre garde
de ne point se méprendre sur la nature d'une tendance impulsive et de voir si elle doit être attribuée au mal comitial ou à
l'autre maladie. Il est assurément des cas où la distinction
n'est point facile à faire; mais le plus souvent il suffira presque
de regarder pour pouvoir donner à chaque chose ce qui lui
appartient. « Des individus, dit M. Magnan, sont atteints à la
fois d'épilepsie et de délire partiel, ou de manie ou de mélancolie; ces deux états restent indépendants. Ils peuvent sans
doute s'influencer réciproquement, exercer l'un sur l'autre une
action passagère, mais, d'une façon générale, l'existence de
l'un n'est nullement solidaire de l'autre. Ce n'est pas tout, ce
même individu, épileptique et vésanique, peut encore de son
propre fait, acquérir un troisième état pathologique. A la
suite, en effet, d'un abus suffisamment répété de boissons, il
présentera un délire alcoolique et, dans ces conditions nouvelles, il sera donné d'étudier et de suivre ces trois espèces
pathologiques distinctes, indépendantes, à pathologie différente: la folie épileptique, la folie simple, délire de persécution
ou autre, la folie alcoolique. Ce n'est point là une hypothèse;
c'est bien une réalité clinique, curieuse assurément, mais qui
n'est pas rare et que j'ai déjà eu plusieurs fois l'occasion de
montrer dans mes leçons. Une analyse attentive de cette syn-
thèse clinique permet de faire la part de chacun des trois
éléments dont les caractères restent parfaitement distincts. Le
délire épileptique, par son évolution, par son allure brusque,
par son inconscience, se sépare nettement des deux autres
modes de perturbations psychiques...., cependant il n'en est
pas toujours ainsi et parfois des états différents se combinent
d'une manière intime pour constituer des êtres hybrides, qui ne
sont ni les uns ni les autres, mais qui présentent les caractères
de tous (1). »

Tout ce que nous venons de dire pourrait être considéré
comme élément de diagnostic en matière d'impulsions épileptiques et aurait sa place au chapitre du diagnostic. L'impor-

____

(1) MAGNAN. — *Recherches sur les centres nerveux*, p. 433. Paris, 1893.

tance, d'ailleurs, en est plus grande au point de vue clinique
qu'au point de vue médico-légal. Cependant, en présence d'un
impulsif sur lequel les tribunaux demandent à être éclairés,
il n'est point indifférent de faire à chaque état morbide la
part qui peut lui appartenir. Cette considération, ainsi que
l'intérêt que présentent les notions dont il vient d'être question, étaient un motif suffisant de leur consacrer un chapitre
spécial.

VI. — Des actes délictueux ou criminels commis par les épileptiques dans les impulsions irrésistibles.

Il n'est presque pas d'actes délictueux ou criminels qu'un
épileptique ne puisse commettre lorsqu'il est poussé par une
impulsion irrésistible. Dresser une nomenclature complète de
ces actes serait à peu près impossible et pourrait être d'ailleurs sans intérêt. Mais il est intéressant du moins d'examiner
les principaux d'entre eux; nous y trouverons des particularités qu'il peut être important de connaître.

Nous nous occuperons ainsi successivement :

Des violences et des attentats contre les personnes;

Du suicide;

Des fugues et du vagabondage;

Du vol;

Des incendies;

Des outrages publics à la pudeur.

A. Des violences et des attentats contre les personnes.

Les violences et les attentats contre les personnes sont
peut-être les plus fréquents, en tout cas les plus graves que les
épileptiques puissent commettre dans leurs impulsions irrésistibles. Ces actes se produisent dans les conditions les plus
diverses; quelquefois ils constituent à eux seuls toute la crise
impulsive, qui n'a qu'une courte durée; d'autres fois et le plus
habituellement, ils sont accomplis au milieu d'un état de
désordre généralisé, où se manifestent des troubles intellec-

tuels divers et dont l'ensemble constitue d'une manière des
plus évidentes un accès d'aliénation mentale.

Ces actes peuvent se présenter sous toutes les formes imaginables, simples agressions, violences légères, dont les conséquences peuvent n'avoir aucune gravité, coups portés avec la
main, soufflets, coups de poing ou coups de pied, poussées
plus ou moins fortes, qui n'ont d'autre effet que d'être doulou-
reuses pour ceux qui les reçoivent, et cela d'autant plus
qu'elles arrivent d'une manière inopinée. Dans les mêmes
conditions, les malades détériorent ou brisent les objets qui
sont à leur portée, les projettent au loin ou bien y mettent le
plus grand désordre. A un degré plus élevé, les actes sont
beaucoup moins inoffensifs et peuvent déterminer des blessures plus ou moins graves, des accidents qui pourraient
compromettre la vie, mais qui n'ont pas nécessairement une
issue fatale; telle l'action de ce malade, cité par M. Magnan,
qui dans une crise avait saisi sa fille à la gorge et qui, revenant
à lui, était très surpris de ce qu'il avait fait (¹). Enfin, viennent
les actes homicides, dans lesquels l'épileptique tue inopinément et peut même, surtout lorsque l'impulsion s'accompagne
d'excitation, multiplier autour de lui les victimes.

Ce qui est habituel et commun d'ailleurs aux actes épileptiques, c'est que ces attentats n'aient aucun motif, ne soient
déterminés par aucune des causes qui amènent les attentats
ordinaires, et les mobiles du crime, si cela peut être appelé
crime, sont absolument insaisissables, puisqu'ils n'existent
pas; cependant, comme nous le montrerons plus complètement
ailleurs, il est possible d'y trouver un ensemble de circonstances qui paraissent indiquer, sinon la préméditation, sinon
l'intention réelle, du moins quelque chose d'approchant et tel
que, l'attentat une fois commis, on pourrait croire que l'auteur
y a pensé d'avance. Cela n'est du reste qu'une apparence.

Il est habituel de voir que les impulsions homicides s'accompagnent d'hallucinations des divers sens, notamment de
l'ouïe et de la vue, et que les attentats paraissent commis sous
l'influence même de ces hallucinations. Tantôt les malades
entendent des voix qui les excitent, qui les poussent; tantôt

(¹) *Archives de Neurologie*, juillet 1880.

ils se voient entourés d'un appareil terrifiant, ils ont des visions effrayantes, ils se croient eux-mêmes victimes d'attentats divers et c'est pour se soustraire à ce dont ils se croient menacés qu'ils se précipitent sur ceux qui les entourent, brisant tout, en même temps qu'ils frappent à mort, comme au hasard, les infortunés qui se trouvent à leur portée.

Les épileptiques enfants sont exposés, tout aussi bien que les adultes, à commettre des violences et des actes nuisibles à autrui. M. P. Moreau parle d'un enfant de neuf ans qui, dans ses accès de fureur épileptique, crache sur tout le monde et cherche à se mordre lui-même quand il ne peut mordre les autres, et les morsures qu'il fait sont quelquefois très profondes, aussi est-on obligé de prendre des mesures pour le contenir. Un autre enfant est sujet à des accès de délire dont l'explosion est immédiate et dans lesquels les procédés violents suivent avec la promptitude de l'éclair. Un jour, d'un coup de pied, il faillit briser la jambe d'une personne. Un autre jour, il eût pu en tuer une autre à la tête de laquelle il avait lancé une écuelle, mais que par bonheur il n'atteignit pas (¹).

Les relations d'actes homicides commis par des épileptiques sont nombreuses; les *Annales médico-psychologiques*, les *Annales d'Hygiène et de Médecine légale*, les traités spéciaux en contiennent un grand nombre, dont la lecture est instructive. Tout récemment, dans l'un de ces recueils, M. P. Moreau passait en revue quelques attentats qui se sont produits depuis peu (²).

Est-il rien de plus saisissant que le fait que rapporte Tardieu? Un ouvrier, dans une rue qu'il traverse en mangeant, plonge dans le ventre d'un passant inoffensif le couteau dont il se sert et continue son chemin et son repas. Un acte de ce genre est bien l'instantanéité impulsive dans tout ce qu'elle a de plus redoutable. Le regretté G. Marchant nous a jadis raconté qu'un homme, dont nous avions le fils à soigner, avait tué son meilleur ami dans des conditions où la soudaineté de l'impulsion

---

(¹) P. Moreau. — *Des homicides commis par les enfants*. Paris, 1884.
(²) P. Moreau. — Revue de médecine légale (*Annales médico-psychologiques*, janvier 1895).

épileptique s'était montrée aussi nettement que possible. Cet homme était en train de bêcher son jardin ; son ami, qui venait le voir, sonne à la porte. Il va lui ouvrir et, la porte à peine ouverte, avant qu'un seul mot eût été échangé, il lui assène sur la tête un coup violent de l'outil qu'il tenait à la main. La mort fut immédiate. On se convainquit, en examinant le fait attentivement que ce malheureux, qui était épileptique, n'avait eu aucune conscience de ce qu'il avait fait. Le fils, quoique n'ayant jamais eu d'attaques convulsives, était lui aussi un impulsif des plus dangereux.

Pour montrer les conditions principales dans lesquelles se produisent les attentats homicides des épileptiques impulsifs, nous rapporterons ici deux faits dont chacun représente une des deux formes les plus habituelles de l'impulsion homicide ; nous empruntons le premier à la littérature médicale étrangère, il aura ainsi à peu près le mérite de l'inédit. C'est un cas de meurtre commis dans une impulsion calme, sans qu'il y eût aucun appareil de délire proprement dit, et avec des circonstances extérieures capables d'égarer l'opinion. Il est d'autant plus intéressant qu'il a certainement donné lieu à une erreur judiciaire.

L'autre, qui est un cas type de folie épileptique avec fureur maniaque, a été observé par nous et présente des particularités intéressantes.

Le premier cas, rapporté par P.-M. Wise, concerne un certain Richard Barbier, âgé de vingt-sept ans, qui, accusé d'avoir tué la femme d'un de ses amis, fut condamné à mort par la Cour d'assises de l'État de New-York (¹).

Le 16 mars 1888, Barbier était parti de chez lui pour aller faire visite aux époux Masson, avec qui il entretenait des relations amicales. Il se montrait particulièrement empressé auprès de la femme, à qui il avait fait des cadeaux importants par rapport à ses ressources ; mais rien n'indique que tout ne se soit passé entre eux de la manière la plus honnête. En arrivant chez Masson, Barbier entama la conversation avec lui, accepta de manger des pommes qui lui étaient offertes et se montra d'aussi bonne humeur que d'ordinaire. La femme

---

(¹) P.-M. Wise. — The Barber case. (*American Journal of Insanity*, january 1889). Nous abrégeons la relation donnée par l'auteur.

Anne Masson n'était pas là ; elle était allée se coucher avant son arrivée. La conversation durait depuis quelques instants entre les deux hommes, lorsque soudain Masson se sentit frappé violemment à la tête. Il dit à Barbier : « Vous m'avez frappé ! » Celui-ci répondit : « Non ! » avec le plus grand calme, et cependant recommença à donner encore trois ou quatre coups violents. Puis il entra dans la chambre d'Anne Masson, qu'il assaillit de la même manière. Il alla à plusieurs reprises du mari à la femme. Celle-ci fut bientôt laissée pour morte. Masson était tombé sous une table. Il vit Barbier réunir un tapis de foyer, un coussin et un autre objet, les arroser d'huile et y mettre le feu ; puis après avoir regardé si le feu prenait, sortir en ayant soin de fermer la porte. Masson l'interpella à ce moment, mais il ne répondit rien. Après son départ et comme le feu gagnait, Masson réussit à se traîner dehors. Des voisins accoururent et l'on put conjurer l'incendie. Pendant ce temps Barbier s'était éloigné tranquillement. On le rencontra sur la grande route à environ quatre kilomètres et on l'engagea à revenir vers le village où il avait commis ses attentats, ce qu'il fit volontiers. Là, signalé à la police, il fut mis en arrestation. La foule qui ne tarda pas à l'entourer se montrait fort irritée contre lui et voulait lui faire un mauvais parti ; mais cependant il restait calme, sans mot dire. On le conduisit devant ses victimes. Masson déclara que c'était lui le meurtrier ; il dit simplement : « Je ne me rappelle pas avoir fait ce dont on m'accuse. » On fit tous les efforts imaginables pour le mettre en défaut et pour amener des aveux ; il répondit toujours : « Je ne me rappelle pas l'avoir fait, » ou encore : « Puisque tout le monde le dit, c'est donc que je l'ai fait, mais je ne me le rappelle pas. » Le dernier incident dont il se souvenait, c'était d'avoir mangé des pommes avec Masson. On constata qu'il avait dû frapper ses victimes avec une grosse trique prise sur un tas qui se trouvait tout près de lui, au moment où il conversait avec son ami.

Le défenseur de Barbier fit valoir que son client, qui était épileptique, avait dû agir sous l'influence d'une impulsion inconsciente. Ses meurtres étaient absolument inexplicables, sans motif, contraires à ses sentiments habituels ; il les avait commis soudainement ; il n'en avait gardé aucun souvenir.

Neuf médecins d'une compétence reconnue, parmi lesquels les docteurs Alder Blumer, Wise, Allison, vinrent témoigner dans ce sens. D'autres, non spécialement adonnés aux maladies mentales, témoignèrent dans un sens contraire; d'après eux, l'épilepsie de l'inculpé importait peu et ils ne considéraient que les circonstances, d'après lesquelles celui-ci paraissait avoir agi en homme sain d'esprit. Le jury se rangea à cette dernière opinion et Barbier fut condamné à mort. Nul doute que cette condamnation ait frappé un véritable aliéné. En dépit notamment de la tentative d'incendie qui semblait indiquer que Barbier avait cherché à effacer les traces du meurtre, les autres circonstances montrent bien que cet homme avait cédé à une impulsion irrésistible épileptique.

Voici maintenant le fait que nous avons observé. C'est une affaire médico-légale dont nous avons eu à nous occuper avec les Drs Bouteille (de Toulouse) et Gillet (de Moissac). Ce qui suit est extrait du rapport que nous nous étions chargé de faire.

Dans la nuit du 6 au 7 mai 1884, vers dix heures du soir, le sieur R..., massacra inopinément ses deux enfants, deux fillettes âgées l'une de deux ans, l'autre de six mois. Comme il n'y avait aucun mobile appréciable à ce double meurtre et que, depuis le moment où il l'avait commis, l'inculpé donnait des signes de trouble mental, M. le juge d'instruction de Moissac crut devoir le faire examiner.

R... était épileptique. Dans la nuit du 5 au 6, il avait eu trois attaques convulsives; la dernière avait été forte et avait duré près d'un quart d'heure. Au matin, il en avait eu une quatrième également assez forte.

En se levant, il s'était senti souffrant; il se plaignait d'avoir mal à la gorge; il ne sortit de chez lui qu'un instant, pour une commission. Au repas de onze heures, il mangea fort peu, se coucha presque immédiatement après et se tint au lit tout le reste de la journée. Vers quatre heures et demie du soir, il eut une cinquième attaque. Au dîner, il ne mangea rien; il but seulement un peu de café.

Vers huit heures, toutes les personnes de sa famille se couchèrent. Sa fille aînée s'approcha de son lit et il l'embrassa affectueusement.

Sa femme, placée près de lui, remarqua que ce soir-là il remuait dans son lit plus que de coutume.

Vers dix heures et demie, il se met subitement à crier : « J'ai quelque chose qui m'étouffe, je m'en vais! » Il se lève; sa femme veut le faire recoucher, il la frappe au visage. Sa belle-mère, couchée près de là, lui parle à son tour; il la frappe également. Les deux femmes s'enfuient : il les poursuit, puis rentre subitement dans la maison. Sa belle-mère le voit monter au premier, puis redescendre presque aussitôt; elle comprend qu'il rentre dans sa chambre et elle l'entend donner quelque part des coups violents. Elle pense aux enfants ; elle crie. Son mari, qui couchait ce soir-là dans une maison voisine et que sa fille avait été prévenir, accourt. R... l'aperçoit, se jette sur lui, veut le frapper d'une hache dite *taillant* qu'il avait à la main. L'arme est heureusement déviée. Une lutte s'engage corps à corps dans laquelle R... saisit son beau-père à la gorge. Les deux femmes parviennent à les séparer et R... prend sa course vers le village voisin en criant : « A l'assassin, on m'a empoisonné! »

Les siens pénètrent alors dans la maison et voient avec horreur les fillettes affreusement mutilées.

Pendant ce temps, R... vêtu seulement de sa chemise, avait continué à courir vers le village; il criait toujours. Une quarantaine de personnes sortent de chez elles et l'arrêtent, non sans peine, car il s'agitait et résistait. On sut bientôt qu'il avait tué ses enfants.

On le conduisit dans une chambre de sûreté et on essaya de lui poser quelques questions. Mais il ne cessait de crier : « On m'a empoisonné! Ce n'est pas vrai! Je n'ai rien fait! » Il était dans un état de vive exaltation et cherchait à briser les liens qu'on lui avait mis. Il ne répondait pas aux questions, et cependant il reconnaissait toutes les personnes qui se présentaient.

Le lundi matin, vers neuf heures et demie, le juge d'instruction procède à un premier interrogatoire; R... était alors très surexcité. Il ne répondit pas aux premières questions qu'on lui posa. Il tint des propos incohérents. Par moments cependant, il reprit un peu de calme et répondit d'une manière presque raisonnable. Mais aussitôt l'excitation le dominait encore; il parlait seul et répétait d'une manière presque constante et évidemment irréfléchie l'épithète « fainéant », ou les mots : « Je n'ai rien fait! »

Un deuxième interrogatoire eut lieu le même jour, à onze heures, dans la maison du meurtre. Mis en présence de ses victimes, R... ne manifesta aucune émotion et parut même ne pas faire attention à elles. Comme précédemment, il refusa de dire ses nom, prénoms et de répondre à ce qu'on lui demandait, s'écriant à chaque instant : « Ce n'est pas moi qui l'ai fait! » Comme le matin encore, il put une ou deux fois répondre assez juste; mais en général il ne fut aucunement ému. A plusieurs reprises, il pencha sa tête sur la poitrine, paraissant dominé par une fatigue profonde, puis il la relevait par un mouvement brusque et s'écriait : « Je n'ai rien fait! » On voulut lui faire signer l'interrogatoire; il prit machinalement la plume et, dans une orthographe très imparfaite, il écrivit : « Ce n'est pas vrai! »

Dans la soirée du 7, R... fut transporté à la prison de Moissac; pendant ce trajet il fut agité, ainsi que pendant la nuit suivante; il cria beaucoup et tint des propos incohérents.

Le 8 mai, à trois heures et demie du soir, troisième interrogatoire. R... y fut plus calme que dans les précédents. Il déclina ses nom, prénoms, âge et qualité, et répondit aux questions. Mais ses réponses furent lentes, difficiles à venir; il paraissait faire des efforts pour trouver ce qu'il devait dire; il hésitait. Il eut comme un vague souvenir qu'il s'était battu avec des camarades, paraissant croire que c'était pour cela qu'on l'avait arrêté : mais il ne put rien préciser à ce sujet. Il reconnut les personnes qu'il avait devant lui, les magistrats, le greffier, mais il crut les avoir vus quatre ou cinq jours plus tôt. Il dit qu'il était parti de chez lui un matin et qu'il avait, avant de partir, embrassé sa femme et ses filles. Il ajouta qu'il les aimait beaucoup et nia les avoir jamais frappées.

Pendant tout cet interrogatoire, R... fut tranquille; il répondit avec calme et lenteur. Quand on lui demanda de préciser, de donner des détails sur la dispute qu'il croyait avoir eue, sur la manière dont il était venu à Moissac, sur ce qu'il avait pu dire ou faire en route, il répondit à plusieurs reprises : « Je n'en sais rien; depuis que je suis ici, je suis tout étourdi. » Il ajouta que, du reste, il se trouvait dans un état semblable toutes les fois qu'il avait une attaque de nerfs et il savait que depuis quelque temps il en avait de plus fréquentes.

Notre première visite a lieu le 11 mai à la prison de Moissac. Nous trouvons R... contenu par une camisole et par des chaînes aux pieds, précautions commandées par ses accès d'agitation qui le rendaient redoutable. Il manifeste un certain étonnement de nous voir autour de lui, mais il n'en est pas troublé. Du reste, pendant toute notre visite, il paraît être sous l'influence d'une stupeur assez marquée : son visage est immobile, sans expression; ses mouvements de tête et de corps sont fort lents; son regard se promène sur nous avec insouciance. Nous examinons la sensibilité de ses pupilles, qui sont très dilatées, quoique la pièce soit bien éclairée. Nous en approchons rapidement une lumière vive, après avoir clos et relevé les paupières; la contractilité est presque nulle. R... ne fait aucune difficulté de répondre à nos questions; mais, comme tout le reste, ses réponses sont fort lentes.

Nous voulons lui faire raconter ce qui s'est passé depuis le 5 mai; à force de questions et d'insistance, il rend compte de toute la journée du 6, sur laquelle il a des souvenirs assez précis; mais, à partir du moment où il a frappé sa femme, la mémoire lui fait absolument défaut. Nous lui parlons de son séjour à la prison et peu à peu nous en venons à lui dire qu'il a tué ses deux enfants. Il n'en est point ému et se contente de manifester un doute très marqué sur nos paroles; il sourit même, en disant que sans doute nous voulons nous moquer de lui. En somme, pendant tout ce temps, R... a été sous l'influence d'une torpeur assez grande, d'un état de stupeur évidemment morbide et s'exerçant à la fois sur le corps et sur l'intelligence.

A peine l'avions-nous quitté que R... eut un accès d'agitation dans lequel il se mit à vociférer et à pousser des cris; l'accès fut court.

Le soir du même jour, il subit devant le juge d'instruction un quatrième et dernier interrogatoire, qui débuta par un nouvel accès d'agitation assez fort, avec désordre des mouvements. Pendant une minute, il fallut le contenir; après quoi, il reprit du calme et put répondre aux questions. Il présenta les mêmes indécisions, les mêmes absences de mémoire qu'il nous avait manifestées à nous-mêmes et put rendre compte des mêmes faits dont il nous avait parlé. Il ne se souvint pas que, dans ses interrogatoires précédents, il avait injurié les magistrats et ajouta que, s'il l'avait fait, ce n'était pas à son avantage. Il ne se souvint pas non plus d'avoir été confronté avec ses victimes. A la fin de cet interrogatoire, il est pris, comme au commencement, d'un violent tremblement nerveux; il oscille rapidement de droite à gauche; sa bouche et sa face se contractent. Après quelques secondes, il revient à lui, sourit tristement et dit : « C'est passé maintenant. »

Dans les autres visites que nous lui avons faites, nous l'avons vu plus ordinairement affaissé qu'agité. Les accès convulsifs ont été à ce moment observés plusieurs fois.

Déclaré irresponsable, comme ayant agi dans un accès de folie épileptique impulsive, R..., fut l'objet d'une ordonnance de non-lieu et interné alors à l'Asile d'aliénés de Montauban.

B. Du suicide et des auto-mutilations.

Le suicide dans l'épilepsie n'est pas commun; cependant on l'y rencontre dans des conditions où se révèle l'influence impulsive de la maladie.

On ne doit pas attribuer à l'impulsion épileptique des tentatives de suicide qui sont dues à du trouble mental développé chez des épileptiques. Sans doute, en pareil cas, il peut bien y avoir une sorte d'impulsion, un entraînement particulier, mais qui n'est point inconscient à la manière de celui des épileptiques et dont le sujet conserve bien connaissance. Clouston nous paraît s'être trompé à cet égard lorsqu'il attribue à l'épilepsie le suicide dans le cas que voici : « Un individu, épileptique depuis plusieurs années, sujet à des accès d'excitation maniaque, était très halluciné, croyant qu'on l'appelait gueux, voleur, gredin. Un jour, il échappe à la surveillance et cherche à s'enfuir dans l'intention d'aller se noyer. On le rattrape; il dit alors que des voix lui commandaient d'aller se jeter à l'eau dans une rivière voisine. Pendant plusieurs mois ensuite, il fut calme; mais alors, ayant recommencé la même tentative, il réussit à se détruire(¹). » Quoique cet individu fût épileptique et qu'il y eût chez lui un certain degré d'impulsion, il agissait plutôt à la manière d'un halluciné ordinaire qui obéit aux voix qu'il entend. Cependant, comme le remarque Clouston, il est vrai que, souvent, au milieu d'une impulsion vraiment épileptique, ce sont les hallucinations qui déterminent les actes des malades. Ils se croient entourés de flammes, ils se voient menacés par des monstres hideux, ils entendent des voix terrifiantes et, pour échapper à ces horreurs, ils sont involontairement entraînés à se donner la mort.

M. Magnan a bien caractérisé la nature du suicide chez l'épileptique, en montrant qu'il a un cachet d'impulsion soudaine, irréfléchie, inconsciente. « Chez l'épileptique, dit-il, à l'encontre de ce qui se passe dans la mélancolie, dans l'alcoolisme, etc., l'acte de souveraine inconscience arrive brusquement, subitement, de la façon la plus automatique, comme tous les phénomènes qui se produisent dans la grande névrose paroxystique. Mû par un penchant aveugle, l'épileptique se plonge un couteau dans la poitrine, se jette à l'eau, se précipite par la fenêtre et, s'il ne succombe pas, l'acte est non avenu pour lui; il regarde avec étonnement sa blessure, il est surpris d'avoir été retiré de l'eau et, sans les preuves manifestes qu'on lui fournit, il croirait volontiers qu'on lui parle d'une histoire qui ne le touche point(²). »

C'est M. Magnan qui nous fournira les exemples les mieux observés de suicide impulsif, dont nous puissions faire mention chez des épileptiques (³). M. Respaut (⁴), M. Dericq(⁵) en ont également rapporté qui offrent de l'intérêt.

M. Magnan cite d'abord un fait dans lequel l'ictus épileptique, tout en enlevant la conscience, n'empêche pas une idée ou plutôt une tendance délirante d'exercer son action sur l'esprit de celui dont elle s'est emparée.

Un ouvrier bijoutier, atteint de délire mélancolique et d'épi-

(¹) CLOUSTON. — *Clinical Lectures on mental diseases*, p. 407. London, 1883.
(²) MAGNAN. — *Recherches sur les centres nerveux*, p. 357. Paris, 1893.
(³) MAGNAN. — *Leçons cliniques sur l'épilepsie*, p. 38-40. Paris, 1883.
(⁴) RESPAUT. — *Du délire épileptique*, th. de Paris, 1883.
(⁵) DERICQ. — *De la coexistence de plusieurs délires d'origine différente chez un même aliéné*, th. de Paris, 1886.

lepsie, s'était un jour assis sur un banc de la place du Châtelet. Profondément découragé, il avait résolu d'en finir avec la vie ; lorsqu'un vertige survenant, il se lève, va droit au pont, enjambe le parapet et se jette dans la Seine. On le tire de l'eau à temps. Revenu à lui, il se souvient de s'être assis près de la fontaine, mais il ignore comment il a pu tomber dans la Seine ; la connaissance ne lui est revenue qu'au moment où deux hommes s'approchaient, lui tendant une corde pour le sortir de l'eau. Il avait bien eu l'idée de se tuer, mais, disait-il, jamais il ne se serait jeté dans la Seine parce que, sachant nager, il n'aurait pas pu se noyer.

Mais le plus ordinairement, la tentative se fait sans idée préalable, en vertu d'une impulsion tout à fait inconsciente. « Un individu se perce, un jour, la poitrine de trois coups de tire-point, sous l'influence d'un vertige. Un autre jour, se promenant sur la place de la Bastille, tout à coup, au milieu de la foule, sans se préoccuper des gens qui l'entourent, il entr'ouvre sa chemise et se plonge un couteau dans la région du cœur. Porté dans une pharmacie, il revient à lui et, se voyant blessé et couvert de sang, il demande avec étonnement ce qui s'est passé. L'année suivante, il fait encore en public deux tentatives du même genre. Il ne conserve aucun souvenir de ces différents actes. »

« Un autre individu, à la suite de plusieurs vertiges, se précipite vers la fenêtre et son corps est déjà hors de la chambre quand sa femme parvient, en le saisissant par les jambes, à le maintenir ainsi suspendu jusqu'à l'arrivée des voisins. Il ne se souvient de rien. Plus tard, il cherche à se pendre à la fenêtre. Une autre fois, il se précipite dans la Seine et nie avoir fait ces tentatives. »

Une malade avale inconsciemment de l'eau de cuivre ou encore une préparation de strychnine. Une autre avale des épingles. Toutes deux ont une amnésie complète de ce qu'elles ont fait.

Il peut se présenter des cas où des épileptiques en état d'impulsion inconsciente accomplissent des tentatives de suicide dans lesquelles ils paraissent avoir consciemment combiné leur affaire et dont cependant, en vertu de leur état, ils ne conservent aucun souvenir. M. Magnan cite à ce sujet le cas un peu complexe, il est vrai, mais curieux cependant, d'un individu qui, alcoolique et épileptique, fut pris d'une impulsion inconsciente, au milieu d'un accès de délire alcoolique. Sous l'influence de ce dernier, tourmenté par des hallucinations et des frayeurs, il lui arrive un jour de prendre pour des voleurs des amis qui venaient demander de ses nouvelles, et de leur jeter par la fenêtre tout ce qu'il avait sous la main, vaisselle, pelle, pincettes, matelas. Plus tard, une voisine, l'entendant remuer et n'osant sortir de chez elle, regarda à travers le trou de la serrure, le vit qui plantait un clou sur le palier, allait ensuite chercher une corde, se la passait autour du cou et se pendait. Elle appela au secours, des voisins accoururent, coupèrent la corde et le malade fut conduit à l'Asile Sainte-Anne. En y arrivant, il se souvenait très bien du siège soutenu contre les voleurs, des cris, des hallucinations auxquelles il était en proie, mais niait absolument avoir voulu se pendre. « Comment voulez-vous, disait-il, que je sois assez bête pour me pendre devant la porte, quand il eût été si facile de me pendre chez moi ! »

Il peut arriver que des épileptiques au cours des actes d'automatisme ambulatoire que nous examinerons tout à l'heure, se causent un accident plus ou moins grave, même mortel. Ce n'est point là toutefois à proprement parler un suicide. Cependant le fait se rapproche, dans une certaine mesure, de ceux dont nous venons de parler.

Aux actes de suicide se rattachent encore les mutilations involontaires que se font des épileptiques au cours d'un état vertigineux impulsif. En général, comme le fait remarquer M. Carrier, ces mutilations sont dues à ce que l'épileptique continue inconsciemment un acte commencé avec un instrument dangereux. C'est ainsi qu'un faucheur, en aiguisant sa faux, peut se faire des blessures assez graves. M. Carrier rappelle le cas de cette femme qui, prise de vertige pendant qu'elle coupait des tartines de pain à ses enfants, s'entailla profondément les bras en continuant de faire les mouvements qu'elle avait commencés[1]. Nous avons soigné un épileptique, exerçant la profession de charcutier, qui maintes fois, pris de

____

[1] A. CARRIER. — *Leçons cliniques sur l'épilepsie.* Lyon, 1883.

vertige pendant qu'il coupait la viande, s'était blessé avec ses
couteaux.

C. Du vagabondage. Automatisme ambulatoire.

Les actes impulsifs qui se rapportent à cette catégorie de
faits n'ont été étudiés que depuis peu de temps. Ils ont contribué à éclairer d'un jour nouveau l'histoire de l'épilepsie
impulsive et si, pour quelques-uns, la question de l'épilepsie
intellectuelle ou épilepsie larvée garde encore quelques obs-
curités, on peut présumer que c'est de ce côté qu'on pourra
arriver à l'élucider d'une manière complète.

Dans la plupart des autres actes dus à l'impulsion épileptique, ou bien ce qui est accompli se passe dans un court
espace de temps, de telle sorte qu'on pourrait croire que l'impulsion n'est alors que la prolongation d'un vertige ou d'une
absence avec mouvements automatiques; ou bien l'ensemble
des phénomènes observés indique une perturbation si profonde
de l'activité cérébrale, comme il arrive dans la manie épileptique, que l'on peut y voir comme la persistance de la commo-
tion cérébrale consécutive à l'attaque convulsive. Dans un cas
comme dans l'autre, la concomitance de l'épilepsie motrice
semble alors ne pouvoir être révoquée en doute.

Mais dans quelques-uns des actes de vagabondage qui ont été
récemment étudiés, on ne peut trouver ni l'une ni l'autre de
ces situations. Ces actes sont trop prolongés pour qu'on puisse
les assimiler à un simple vertige; les mouvements accomplis y
sont trop complexes pour qu'on ne soit pas obligé de reconnaître qu'ils sont en rapport avec une certaine conservation de
l'activité cérébrale. Enfin, la tranquillité des malades y est telle,
leur aspect extérieur arrive quelquefois à dénoter si peu la
perturbation mentale dont ils sont l'objet, que l'on ne saurait y
découvrir le moindre indice de l'ictus épileptique.

Il s'y passe donc autre chose, une transformation particulière de l'activité cérébrale et cette transformation, qu'on ne
peut rattacher à aucun accident convulsif, n'est évidemment
rien moins que cette épilepsie mentale, cet équivalent intellectuel de l'épilepsie convulsive qu'on appelle *épilepsie larvée*.
Les auteurs qui se sont occupés des faits dont il s'agit n'ont

pas hésité à les rattacher à l'épilepsie, alors que rien n'y révélait immédiatement les perturbations motrices de la névrose.

Divers noms ont été proposés pour désigner cette forme d'impulsion. On a d'abord qualifié de *fugue* l'acte qui en résulte. Charcot la désigne sous le nom d'*automatisme comitial ambulatoire*[1]. C'est aussi la désignation que semble préférer M. Régis[2], qui en distingue sous le nom de *dromomanie*[3] l'impulsion à la marche consciente et irrésistible des dégénérés. M. Tissié en fait une des tendances des aliénés voyageurs[4]. Nous plaçant non seulement au point de vue médico-légal de notre sujet, mais même à un point de vue général, nous préférons la désignation de *vagabondage impulsif*, proposée par M. Pitres, et que, dans une des meilleures thèses faites sur ce sujet, son élève, M. Géhin, a employée[5].

En quoi consiste donc ce vagabondage impulsif des épileptiques?

On ne doit pas ranger sous ce nom ce qui se passe dans la manie furieuse épileptique. Sans doute, on voit bien dans celle-ci le malade partir inopinément, marcher au hasard devant lui, se livrant inconsciemment sur sa route aux actes les plus graves, homicides, attentats de toute nature et finissant par tomber épuisé, dans un état de dépression équivalente à celle qui suit les grandes attaques convulsives. Cela est de l'impulsion, mais ce n'est pas le vagabondage.

On ne peut pas non plus considérer comme tel le fait de l'individu qui, en train de marcher dans la rue, est pris de vertige comitial, continue sa course et parcourt ainsi sans s'en douter une certaine distance, qu'il est ensuite tout surpris d'avoir franchie. Cela peut même à peine s'appeler de *l'automatisme ambulatoire*, tant c'est réduit à peu de chose.

Le vagabondage est un acte d'assez longue durée, persistant parfois plusieurs jours, pendant lesquels le malade peut garder des allures calmes, sans aucun appareil extérieur très marqué

[1] CHARCOT. — Automatisme comitial ambulatoire (*Leçons du Mardi*, fév. 1889).
[2] RÉGIS. — Automatisme ambulatoire hystérique (*Journal de Médecine de Bordeaux*, 1893).
[3] DUBOURDIEU. — *La dromomanie des dégénérés*, th. de Bordeaux, 1894.
[4] TISSIÉ. — *Les aliénés voyageurs*, th. de Bordeaux, 1887.
[5] GÉHIN. — *Contribution à l'étude de l'automatisme ambulatoire ou vagabondage impulsif,* th. de Bordeaux, 1892.

d'extravagance ou d'aberration mentale. L'impulsif peut y commettre des délits de différents genres; mais il n'y fait généralement rien d'aussi violent ni d'aussi grave que ce qui arrive dans la fureur épileptique.

A un moment donné, d'une manière inopinée, interrompant tout à coup ce qu'il était en train de faire et modifiant entièrement sa conduite, le malade part au hasard. Suivant la longueur de sa crise, il se livre à un nombre plus ou moins grand d'actes complexes, qui dans certains cas sont quelque peu coordonnés, dans d'autres sont réellement incohérents. S'ils sont coordonnés, on peut supposer qu'ils sont accomplis d'une manière consciente; l'analyse des faits semble, comme nous le verrons, indiquer qu'il en est réellement ainsi. Mais, en tout cas, il s'y produit ce qui arrive pour toute manifestation épileptique impulsive, la perte ultérieure du souvenir de ce qui s'est fait pendant la crise.

Cette perte du souvenir empêche dans bien des cas de savoir ce que l'individu a fait, quelles sont les vicissitudes par lesquelles il est passé au cours de son vagabondage. Ce n'est pas lui, en effet, qui peut en rendre compte. D'un autre côté, si l'acte a eu des témoins, ceux-ci bien souvent n'ont pas compris ce qui se passait. Mais quelquefois on a pu savoir ce qu'étaient devenus les malades; on a appris que, dans la plupart des cas, ils étaient partis devant eux, à travers routes, marchant longtemps, sans s'arrêter, ne tenant souvent pas compte des obstacles ni du mauvais état des chemins, s'arrêtant quelquefois pour accomplir un acte, en apparence normal, mais en réalité pour eux tout à fait machinal, et n'arrêtant leur course qu'à la fin même de la crise.

Dans l'observation récemment rapportée par M. Cabadé, deux individus, qui connaissaient le malade, l'avaient rencontré dans des conditions de ce genre. « Je vis, dit l'un d'eux, venir vers moi un homme vêtu d'une blouse bleue. Il était nu-tête et marchait avec une rapidité tout à fait extraordinaire. Quand il fut à quelques pas de moi, je le reconnus; mais son air était étrange; ses yeux hagards semblaient ne pas voir, ses traits étaient contractés; je l'appelai, il n'eut pas l'air de m'entendre et passa tout près de moi, si près que ses vêtements me frôlèrent. Il n'eut pas l'air de me voir et, peu après, il disparaissait. » Le second fut lui aussi frappé du changement considérable de ses traits, de son air hagard, de sa démarche précipitée, de l'étrangeté de son attitude; lui aussi l'interpella sans obtenir de réponse; le malade marchait avec une sorte d'égarement, comme un automate mû par un ressort [1].

Le vagabondage des épileptiques peut, dans une certaine mesure, être considéré comme un état de somnambulisme. M. René Semelaigne l'a récemment étudié à ce point de vue en le rapprochant de l'automatisme ambulatoire qu'on observe dans l'hystérie [2]; mais c'est à ce dernier surtout que le nom de *somnambulisme* doit être réservé.

La tendance impulsive au vagabondage n'a point échappé à l'attention des divers auteurs qui ont écrit sur l'épilepsie. La plupart, cependant, n'ont eu en vue que des actes d'assez courte durée, comme par exemple, le fait de ce camionneur, dont parle Gowers, qui, après une attaque, parcourait les rues les plus fréquentées de Londres, et cela sans occasionner le moindre accident. Il ne s'en souvenait nullement ensuite [3].

Pour trouver une meilleure connaissance des faits il faut arriver à des auteurs récents, notamment à ceux que nous avons mentionnés plus haut.

L'observation la plus remarquable et la plus détaillée est certainement jusqu'ici celle que nous avons déjà mentionnée et qui a fait l'objet d'une leçon de Charcot.

L'individu que cette observation concerne était sujet à des accès de vagabondage, à des fugues dont, à la longue, il avait fini par se rendre compte après coup. Il en comprenait si bien les inconvénients et les conséquences, qu'il avait eu soin de se munir d'un certificat de Charcot indiquant son état; et cependant le nom de l'illustre médecin ne le préserva pas d'une douloureuse mésaventure que lui valut une de ses fugues.

La première fois que l'accident impulsif lui était arrivé, il se rappelait avoir pris l'omnibus en sortant de chez lui et plus tard avoir vu l'enseigne de la maison où il se rendait. Mais, à partir

[1] CABADÉ. — Un cas d'automatisme ambulatoire comitial (*Archives cliniques de Bordeaux*, avril 1895).

[2] RENÉ SEMELAIGNE. — Automatisme ambulatoire (*Annales médico-psychologiques*, janvier 1894).

[3] GOWERS. — *Traité de l'épilepsie*, traduct. A. Carrier, p. 187.

de ce moment, la nuit s'était faite dans son esprit; il n'avait pas exécuté la commission dont il était chargé et, quatorze heures plus tard, il se retrouvait sur une des places de Paris, très fatigué, les souliers usés, ayant probablement marché sans trêve et conservant comme un vague souvenir la croyance d'être passé au Mont-Valérien et sur le pont de Saint-Cloud. Une autre fois il était resté deux jours et deux nuits sans rentrer à son domicile, inconscient de ce qu'il avait pu devenir Au bout de ces deux jours, il se retrouvait dans la Seine, où il s'était jeté du haut de l'impériale du chemin de fer au moment où le train passait sur le Pont-National. Une troisième fois, étant allé à Claye, à sept lieues de Paris, il se retrouvait au bout de deux jours au pont d'Asnières, assis sur la berge de la Seine, causant avec un pêcheur qui l'avait trouvé tout drôle.

Mais le plus remarquable de ses accès de vagabondage est celui dans lequel, au bout de huit jours, étant parti de Paris il se retrouva à Brest. C'est là que se place la mésaventure dont le certificat de Charcot ne le préserva pas. Redevenu lucide et ayant reconnu où il était, notre homme compte l'argent qu'il a sur lui et s'aperçoit qu'il lui manque deux cents francs. Il ne sait nullement à quoi il a pu les dépenser. Il se met alors en mesure de regagner Paris et croit devoir demander quelques indications à un gendarme qui, le prenant pour un voleur, le met en état d'arrestation. Conduit devant un magistrat, il veut expliquer ce qui a dû lui arriver et produit l'attestation de Charcot, à laquelle le magistrat n'attache aucune importance, et le malheureux resta six jours en prison, jusqu'à ce qu'une lettre de son patron, avec qui il avait fallu échanger de longues explications, vint déterminer sa mise en liberté.

Les impulsions au vagabondage peuvent exposer les épileptiques à un grand nombre de méfaits, d'actes délictueux ou criminels, vols, violences, injures, attentats divers contre les personnes. Une éventualité à laquelle il est important de faire attention, dans un temps où tout le monde est appelé au service militaire, et qui peut alors présenter une réelle gravité est celle qui ferait considérer une fugue comme une tentative de désertion et exposerait son auteur à des répressions sévères.

M. Tissié rapporte l'histoire d'un jeune caporal qui fut amené à la prison militaire de Bordeaux pour désertion à l'intérieur, vol d'effets militaires et faux en écritures commis au préjudice de son capitaine. Son état mental ayant inspiré quelques doutes sur sa responsabilité, ce soldat fut envoyé à l'hôpital militaire, où une étude attentive de son passé permit de reconnaître qu'on avait affaire à un épileptique impulsif.

M. Respaut parle d'un épileptique sujet aux vertiges qui, appelé à faire ses vingt-huit jours comme réserviste, quitta inopinément sa compagnie. Pendant le trajet, il se débarrassa de sa capote et d'autres vêtements et arriva à moitié nu dans la ville d'où il était parti le matin. Reprenant alors connaissance, il se retrouvait devant une maison habitée par un de ses parents, chez lequel il avait l'habitude de venir; mais il ne se rappelait ni comment il était venu, ni à quel endroit il avait pu se débarrasser de ses vêtements. Il resta hébété pendant quelques jours à la suite de cet accès.

Nous avons dit que les faits de vagabondage épileptique contribueraient à jeter la lumière sur la question de l'épilepsie larvée. Charcot n'hésite pas à considérer comme un cas d'épilepsie de ce genre le fait dont nous avons parlé d'après lui. Le malade, en effet, ne présentait pas d'accès convulsifs. « L'automatisme ambulatoire, dit Charcot, ne paraît être, chez notre homme, précédé par aucun des phénomènes qui signalent habituellement le petit mal, soit vertigineux, soit convulsif, soit encore les grandes absences. Quand il est sous le coup de ses crises, nous le savons par la déposition de témoins oculaires parfaitement dignes de foi, ses allures, sa physionomie, son regard, ne présentent rien de particulier qui le distingue d'un homme parfaitement éveillé et à l'état normal. Il est seulement, a-t-on dit une fois, un peu pâle; c'est tout. D'ailleurs, pas d'accidents épileptiques vulgaires dans l'intervalle des accès ambulatoires, pas de morsure de la langue, pas d'urination involontaire, etc., etc. Cela n'existe pas actuellement et cela, dans le passé, n'a jamais existé chez notre malade qui, je crois devoir le répéter, n'a jamais souffert autrefois d'une maladie nerveuse quelconque et ne compte pas, autant qu'on puisse le savoir, de tares héréditaires dans sa famille (¹). »

(¹) CHARCOT. — *Leçons du Mardi*, 1888-80, p. 309.

Comme criterium de son diagnostic, Charcot insiste sur ce fait que le bromure de potassium, si efficace dans l'épilepsie, avait eu sur les crises une influence marquée; il les avait atténuées et même arrêtées. Il n'aurait pas eu la même influence sur un état morbide d'autre genre. Et c'est le cas de se rappeler l'adage : *Naturam morborum curationes ostendunt.*

Voilà donc un malade qui semble bien indemne de ces manifestations motrices dont réclament la présence ceux qui se refusent à admettre l'existence d'une épilepsie ne se manifestant pas par des convulsions. Ses accès de vagabondage sont, d'un autre côté, tout à fait identiques à ceux qu'on observe chez des épileptiques avérés, ayant des troubles convulsifs. On est donc bien en droit d'établir entre les uns et les autres une assimilation complète et, le cas échéant, d'attribuer à une épilepsie n'ayant pas d'autre manifestation que la convulsion mentale, que l'équivalent psychique, les phénomènes qu'on a occasion d'observer dans les conditions dont il s'agit.

D. — DES VOLS.

On a mis quelquefois en doute qu'un vol pût être commis par un épileptique d'une manière inconsciente et l'on a soutenu qu'un acte de ce genre ne peut se produire au cours d'une impulsion irrésistible. Mais les faits sont là pour en montrer la réalité.

Dans un certain nombre de cas, les vols commis par les épileptiques en état d'impulsion inconsciente portent si bien en eux-mêmes le cachet de leur origine qu'il est impossible de s'y méprendre. On reconnaît immédiatement que l'acte a été machinal, automatique, instantané et qu'il est plutôt le résultat d'un désordre des mouvements que d'une intention même rudimentaire. Le malade a allongé la main, a pris le premier objet venu qui se trouvait à sa portée et se l'est approprié sans s'en rendre compte. Quand il revient à lui, il est le premier à s'étonner d'en être possesseur. Certains individus accumulent ainsi dans leurs poches un tas d'objets pris au hasard, et dont le disparate est lui-même en rapport avec la tendance inconsciente qui a dirigé la main du soi-disant voleur. Gowers cite le cas d'un jeune-homme, employé chez un drapier, qui, après des attaques ne consistant qu'en une brève perte de connaissance, trouvait dans ses poches les objets qu'il avait près de lui au début de la crise, tels que ciseaux, pelotons de fil, etc. Le même auteur dit encore que, dans un milieu d'épileptiques, il est ordinaire de voir les malades, après leurs attaques, et dans l'état automatique, aller dans les casiers de leurs camarades, y prendre les objets et les mettre dans leurs poches. Il mentionne une femme, sur laquelle ne planait aucun soupçon de malhonnêteté, qui alla au casier d'une autre malade, y prit une bourse et l'empocha sans en avoir conscience (1).

En quelques circonstances, les faits ne se passent pas avec une aussi grande simplicité. D'après les apparences extérieures, on pourrait tout d'abord croire que le vol a été réfléchi, voulu, intentionnel, et qu'en fait il est réellement délictueux. Il faut alors une analyse attentive du cas pour comprendre que le soi-disant délit est un acte involontaire, de nature impulsive et qu'il appartient à l'épilepsie.

Un certain nombre d'observations sont instructives à cet égard.

M. Magnan rapporte en quelques mots l'histoire d'un malade qui, ayant une absence dans la rue, arrache la montre du gilet d'un passant et s'éloigne, la jetant dans le ruisseau. On le poursuit, on crie au voleur, on l'arrête. A ce moment il revient à lui, très surpris de ce qui lui arrive, et oppose les dénégations les plus formelles aux accusations dont il est l'objet. Ce même homme rentrait quelquefois chez lui avec des objets pris de tous côtés; un jour même, il apporta un sac de pommes de terre. Sa mère, qui s'empressait de tout restituer, eut beaucoup de peine à en retrouver le propriétaire, car le malade ignorait où il l'avait pris (2). On ne saurait assurément s'étonner de ce que l'individu à qui on avait pris sa montre eût cru être victime d'un voleur ordinaire et que les passants se fussent trouvés d'accord avec lui.

Lasègue a observé le fait suivant, qui est des plus remarquables, tant par la manière dont les choses se sont passées que par la qualité de celui que ce fait concerne. On arrête un

____

(1) GOWERS. — *Traité de l'épilepsie,* traduct. A. Carrier.
(2) MAGNAN. — *Leçons cliniques,* p. 36.

jour chez un parfumeur un monsieur d'un extérieur distingué, chef de bureau dans une administration de chemins de fer. Il avait acheté différents objets et, pendant que la demoiselle de magasin préparait le paquet, il prend et met dans ses poches des objets qui se trouvaient sur le comptoir, Il sort sans les payer. La demoiselle de magasin court après lui et réclame; il refuse de payer, disant qu'il ne sait pas ce qu'on veut de lui; un sergent de ville intervient; on trouve les objets volés et ce monsieur est conduit au poste de police. Il y avait dans ce fait quelque chose de si insolite qu'on soupçonna que le prévenu pouvait être atteint d'aliénation mentale. Lasègue eut à l'examiner et vivement intéressé par cette situation d'un homme, dans une condition sociale relativement élevée, volant des objets d'une valeur presque nulle et qui lui étaient parfaitement inutiles, fit d'actives recherches. Il avait le pressentiment que cet homme était un épileptique et, cependant, il ne trouvait ni absences ni vertiges. L'intelligence était entière; on ne pouvait noter qu'une seule chose, c'est que depuis trois ou quatre ans la mémoire s'était affaiblie. C'était peu encore assurément comme éléments de diagnostic.

Les renseignements recueillis près des amis, près des personnes qui connaissaient ce monsieur n'apportaient aucune lumière nouvelle. Lasègue s'adressa alors à un garçon de bureau qui était depuis longtemps à son service. Ce garçon répondit tout d'abord qu'il n'avait jamais remarqué rien d'extraordinaire chez son chef; enfin, pressé de questions, il raconta qu'un jour, au moment où il sortait du cabinet, il avait entendu tomber un corps lourd, qu'il était immédiatement rentré, qu'il avait trouvé son chef étendu à terre et qu'il l'avait aidé à se relever, mais que depuis rien de pareil ne s'était produit.

Lasègue eut alors la conviction que cet homme était un épileptique dont la maladie était jusque-là restée ignorée ([1]). Le vol qu'il avait commis était certainement impulsif et constituait un équivalent psychique, une manifestation mentale de la maladie.

Le vol commis dans les circonstances qui viennent d'être indiquées est un acte instantané et l'objet dérobé reste immé-

______

([1]) *Annales médico-psychologiques,* 1873, 1er semestre, p. 151.

diatement sans usage. Mais il est des circonstances où il n'en est point ainsi et où l'individu se sert de ce qu'il a pris.

Echeverria rapporte l'histoire d'un jeune épileptique, sujet à des accès de petit mal, qui, après une de ses attaques, sort de chez lui, s'empare d'un cabriolet qu'il trouve arrêté devant une maison dans une rue voisine, y monte et va au tombeau de son père, situé à environ deux kilomètres, cueille des fleurs qui y étaient plantées et les rapporte à sa mère, l'invitant à faire une promenade en voiture. Interrogé comment il s'était procuré cette voiture, il répond l'avoir trouvée perdue dans la rue. Sa mère lui ordonne d'aller immédiatement mettre cheval et voiture dans une remise et de chercher leur maître; mais, au lieu d'obéir, il va les mettre dans une écurie qui lui appartenait. Le propriétaire de la voiture ne tarde pas à la retrouver et fait poursuivre le jeune homme pour vol.

En comparaissant devant le juge, le lendemain, celui-ci fut incapable de rendre compte de sa conduite, dont il avait complètement oublié les circonstances (¹).

Les faits de ce genre appartiennent évidemment à la même catégorie que les faits de vagabondage prolongé, dans lesquels l'individu paraît, au cours de sa crise, agir comme le ferait une personne comprenant ses actions et les accomplissant en vertu d'une pensée déterminée.

Dans une certaine mesure, ce sont encore des voleurs qui paraissent conscients, ces épileptiques qui, à la manière de certains autres impulsifs, réellement conscients, font des vols aux étalages des magasins, où leur attention semble avoir été sollicitée, leur convoitise éveillée par l'objet dont ils s'emparent. Lunier rapporte les deux faits suivants, où la nature impulsive des actes put être reconnue:

Une femme avait été arrêtée pour avoir volé dans un magasin quatre paires de bas de femme. Elle avait déjà été arrêtée ainsi plusieurs fois; mais le commissaire de police qui la connaissait et la savait malade, atteinte d'épilepsie convulsive, s'était contenté jusque-là de la faire reconduire chez son père. Cette fois, on voulut être mieux renseigné sur son compte. Lunier, chargé de l'examiner, se convainquit qu'elle n'avait

----

(¹) ECHEVERRIA. — Folie épileptique (*Comptes rendus du Congrès de Médecine mentale de Paris*, 1878, p. 247).

réellement pas eu conscience de ses actes, quoique dans ce cas, au moment où on l'avait prise en flagrant délit, elle eût pu répondre quelques paroles, il est vrai assez obscures, à ceux qui la faisaient arrêter.

Une autre femme avait volé des nattes et d'autres objets à l'étalage d'un coiffeur. On donnait les meilleurs renseignements sur la probité de cette malheureuse femme qui, elle aussi, était une épileptique impulsive. A la suite de ses crises, elle restait inconsciente d'elle-même pendant un temps assez long, et n'avait aucun souvenir de ce qu'elle avait fait [1].

E. DES INCENDIES.

Les tendances incendiaires paraissent être les moins communes de celles qui se produisent dans les impulsions irrésistibles des épileptiques. Il y en a peu d'observations rapportées. Ces tendances existent cependant, et comme le fait remarquer M. Féré, on les voit souvent se produire chez le même individu dans des conditions qui mettent en évidence le caractère de répétition identique des attaques impulsives. On voit alors que dans une série d'incendies allumés par un même épileptique, le feu est généralement mis de la même manière [2].

Nous avons plus haut rapporté l'histoire d'un homme qui, après avoir commis un meurtre, disposa certains objets auxquels il mit le feu de manière à allumer un incendie, comme s'il eût voulu faire disparaître les traces de ses attentats.

M. Motet a cité le fait d'un individu, arrêté à l'occasion d'un vingt-troisième incendie allumé dans le même village et à peu près dans les mêmes conditions que les précédents et qui était bien l'auteur des vingt-deux autres. C'était un épileptique vertigineux. Chez lui, l'impulsion pyromaniaque était en permanence, mais elle n'augmentait, au point de faire commettre un délit de ce genre, que sous l'influence d'un appoint d'alcool. Le gardien, qui le surveillait dans sa cellule à la prison, entendit une nuit le bruit d'une chute et trouva

---

[1] LUNIER. — Du vol aux étalages (*Annales médico-psychologiques*, 1880, 2ᵉ semestre, p. 221).

[2] FÉRÉ. — *Des épilepsies*, p. 152.

l'épileptique à terre dans un état d'immobilité complète, il le remit dans son lit comme une masse. Quelques moments après, cet homme pouvait parler, mais ne se rappelait pas sa chute. Interrogé le lendemain, il se rappelait avoir vu de la paille, du foin qui flambait, et avoir entendu des voix qui disaient : « Cela ne flambera pas! » et depuis lors il était dans un oubli complet de ce qui avait pu s'ensuivre. Sur les vingt-trois incendies, quinze avaient eu lieu le dimanche soir et par le même procédé; c'étaient des incendies de granges, de hangars, de tout endroit présentant des brins de paille ou de foin, faciles à allumer [1].

Le cas est complexe et l'on peut assurément se demander si l'intoxication alcoolique ne contribuait pas à déterminer la tendance incendiaire. Cependant ce qui se passa dans la prison montre bien que l'épilepsie n'y était point étrangère et qu'elle amenait des hallucinations et un état d'impulsion sous l'influence desquels l'individu agissait.

M. Magnan parle [2] d'un individu qui, au milieu d'accès impulsifs très courts, commettait des actes de toute sorte, dont il ne gardait aucun souvenir et qui, un jour, se surprit ainsi à brûler du linge au milieu de sa chambre, risquant de mettre le feu à la maison.

Les accès de manie épileptique, dans lesquels l'individu commet des actes de tout genre, puis, parmi les impulsions calmes, les accès de vagabondage qui durent plusieurs jours, sont les conditions qui semblent les meilleures pour favoriser la naissance dés impulsions incendiaires.

F. DES OUTRAGES ET DES ATTENTATS PUBLICS A LA PUDEUR. EXHIBITIONNISTES.

Les circonstances dans lesquelles se produisent les actes dont il s'agit ici sont variables. Une catégorie de ceux qui les commettent doit être rangée parmi ceux qu'on appelle des *exhibitionnistes*. Toutefois, la manière dont ils se comportent ne permet pas de les confondre entièrement avec ceux sur qui

[1] *Annales médico-psychologiques*, 1883, 2e semestre, p. 308.
[2] MAGNAN. — *Recherches sur les centres nerveux*, 1893, p. 370.

Lasègue a appelé l'attention (¹). Ces derniers sont des malades qui ont plus ou moins nettement conscience de ce qu'ils font, qui le plus souvent obéissent à une idée lubrique dont ils sont capables de se rendre compte et dont ils peuvent se souvenir, mais qui sont néanmoins poussés à agir d'une manière involontaire, ou qui, enfin, cèdent à une obsession impérieuse et puissante. L'épileptique qui exhibe ses organes génitaux peut, en certains cas, comme nous allons le voir, paraître obéir à une idée déterminée, mais au moment où il le fait, il n'en a plus réellement conscience et l'événement se produit, comme la plupart des actes équivalents des épileptiques, d'une façon vraiment automatique.

Au degré le plus élémentaire de l'exhibition, même chez les épileptiques impulsifs, nous trouvons le fait d'enlever leurs vêtements sans se préoccuper du lieu où ils sont, des regards qui peuvent les observer. L'acte est absolument machinal et, dans les circonstances de ce genre, on le voit assez souvent se produire. L'épileptique, subissant une tendance désordonnée, peut alors ouvrir ses vêtements ou se déshabiller d'une manière indécente, tout aussi bien qu'il pourrait renverser ou détruire les objets à sa portée ou se livrer à des violences contre les personnes. Gowers estime qu'en pareil cas le fait de se déshabiller peut être le résultat d'une sorte de malaise éprouvé par l'impulsif, ou bien provenir d'une idée inconsciente, entraînant comme conséquence avec elle, le retrait des vêtements, comme il arrive, par exemple, pour aller se mettre au lit. Le malade y cède sans comprendre si c'est le lieu ou le moment de le faire (²).

D'autres fois, l'épileptique commet une indécence en se mettant à satisfaire inopinément un besoin naturel. Aucun fait ne peut mieux donner une idée de ce qui arrive en pareil cas que l'observation curieuse rapportée par Trousseau. Sans doute, elle n'est point, à proprement parler, un fait d'outrage public à la pudeur; mais le malade aurait tout aussi bien pu faire en public ce qu'il est allé faire loin de tout regard, et l'outrage eût été constitué.

Le Président d'un tribunal de province était affecté d'acci-

<hr>

(¹) LASÈGUE. — Les exhibitionnistes *(Études médicales)*.
(²) GOWERS. — *Traité de l'épilepsie*, traduc., A. Carrier.

dents nerveux épileptiques sans être jamais tombé du haut
mal. Un jour, au milieu d'une audience qu'il tenait, il se lève
en marmonnant entre ses dents quelques mots inintelligibles;
il passe dans la salle du conseil, puis rentre en séance quelques secondes après, sans savoir ce qu'il vient de faire; si bien
que ses collègues lui ayant demandé où il était allé, il ne
comprend pas ce qu'ils veulent lui dire et n'a nul souvenir de
s'être absenté. A quelque temps de là, la même chose lui
étant encore arrivée, l'huissier fut chargé de le suivre; il le vit
pisser dans la chambre du conseil, puis reboutonner sa culotte
et rentrer dans la salle des séances, ne se doutant pas plus
que la première fois de son incongruité. Cependant il s'aperce-
vait bien que, pendant quelques minutes après ses accès, ses
facultés étaient un peu troublées [1].

Dans une observation de M. A. Voisin, rapportée par M. Pribat, on voit nettement se produire l'outrage public à la pudeur
dans l'acte que nous venons d'indiquer.

L'individu qui fait le sujet de cette observation, et qui était
d'ailleurs d'une mise fort correcte, « s'était, en plein jour,
dirigé vers une des vespasiennes avoisinant le Pont-Neuf. Là,
il avait déboutonné son pantalon, tiré sa verge et, au lieu de
pénétrer dans le monument dit d'*utilité publique*. il s'était
retourné du côté de la chaussée; il était resté un moment ainsi
impassible, paraissant n'accorder aucune attention aux cris
d'indignation ou aux éclats de rire que provoquait son attitude,
puis s'était mis tranquillement à uriner. Conduit au poste de
police le plus proche, il avait paru fort étonné, n'avait fourni
que des explications vagues et avait en conséquence été déféré
à la justice pour outrage public à la pudeur. C'est alors que le
magistrat chargé d'instruire son affaire, ayant trouvé sur lui
des ordonnances signées A. Voisin, eut l'idée de se renseigner
près de celui-ci qui, mis en présence de l'inculpé, le reconnut
pour un de ses clients, que depuis une dizaine d'années il
traitait pour épilepsie [2]. »

Un acte plus grave est celui dans lequel l'épileptique est
entraîné à se livrer à la masturbation. Comme dans le cas
précédent, c'est encore une sorte de besoin instinctif qui

[1] TROUSSEAU. — Leçons sur l'épilepsie (*Clinique médicale*, t. II).
[2] PRIBAT. — *De l'exhibition chez les épileptiques*, th. de Paris, 1894, p. 12.

pousse le malade; mais peut-être encore celui-ci a-t-il en même temps quelque idée lubrique inconsciente participant à l'acte qu'il accomplit. En tout cas, il agit sans se préoccuper de savoir s'il est ou non en présence d'autres personnes. M. Pribat en rapporte un exemple qu'il doit aussi à M. A. Voisin.

Un compositeur de musique, âgé de quarante-six ans, sujet depuis son enfance à des absences et à des vertiges, se trouvait un jour dans un grand dîner. Tout d'abord, il n'avait attiré l'attention par aucune anomalie dans ses manières ou dans son langage. « Il s'est levé tout à coup en poussant un cri. On a remarqué qu'il était très rouge. Il est resté ainsi immobile pendant un instant et les membres dans une violente extension. Puis il a poussé de nouveau quelques cris inarticulés et s'est mis à trépigner, à agiter sa main droite. Sa figure à ce moment-là était horrible. Alors il porte la main à son pantalon, se déculotte et se met à se masturber, puis à uriner. Pendant cette dernière période, il était d'une pâleur livide; on a noté chez lui des mouvements fréquents de déglutition. A la suite de cette crise, où du reste il avait tout le temps semblé absolulument inconscient de ce qui se passait autour de lui, il avait perdu toute espèce de souvenir de ses actes (¹). »

Un autre exemple de la même impulsion a été publié récemment par M. Enrico Morselli.

Il s'agit d'un homme de trente-sept ans qui avait été arrêté sur une des places publiques de Gênes au moment où, en présence de tous les passants, il avait exhibé ses organes génitaux et s'était mis à se masturber. Plusieurs autres fois déjà, cet homme avait été arrêté dans des conditions identiques, et c'était toujours en plein jour, devant un nombreux public, qu'il se mettait à accomplir le même acte, dont il ne conservait ensuite aucun souvenir. Son observation est intéressante en ce que, dans quelques circonstances, il avait conscience des préliminaires de ses impulsions. Il se sentait alors obsédé d'idées lubriques, de pensées érotiques et de tentation de se masturber; quelquefois même il se surprenait portant les mains à ses organes génitaux. Mais, à partir de ce moment, il ne savait plus ce qui avait pu lui arriver. L'acte qu'il accomplissait alors par

<hr>

(¹) Pribat. — *De l'exhibition chez les épileptiques*, p. 18.

le fait d'une impulsion irrésistible était sinon la conséquence, au moins la suite des idées qui lui étaient survenues au commencement de la crise. Dans quelques cas, ce même individu était pris d'un besoin de courir analogue à ce qu'on observe dans l'épilepsie procursive. C'était d'ailleurs un très honnête homme, de bonne vie et mœurs en dehors des accès impulsifs. On ne lui connaissait pas d'attaque d'épilepsie convulsive (¹).

L'exhibitionnisme n'est pas spécial aux hommes; comme eux, les femmes peuvent y être sujettes. C'est bien une exhibition du genre morbide que commettait une dame qui fut confiée au soin de M. A. Voisin.

Cette dame, passant avec sa bonne sur le boulevard des Italiens, en plein jour, s'était mise tout à coup à déboutonner son corsage et avait exhibé ses seins, malgré les efforts de la bonne pour l'en empêcher. Arrêtée aussitôt et conduite devant le commissaire de police, elle avait paru fort étonnée de s'y trouver et avait nié avec énergie l'acte incriminé, ajoutant cependant qu'il lui arrivait parfois de s'entendre attribuer des faits dont elle n'avait aucun souvenir (²).

Dans ces divers cas, l'acte délictueux est commis de telle sorte que son auteur semble en être manifestement inconscient, et que ceux qui l'observent pourraient ne pas s'y tromper, s'ils y regardaient attentivement. Mais d'autres fois les circonstances présentent un ensemble tel que, de prime abord, on peut croire que le délinquant sait ce qu'il fait et est en possession de lui-même. Les actes commis de cette manière présentent comme les autres divers degrés de gravité.

Un homme de cinquante ans, observé par M. P. Garnier, fut arrêté dans l'église Saint-Roch au moment où il se déshabillait complètement en disant qu'il allait monter au ciel. Le lendemain, il ne se rappelait pas du tout avoir fait rien de tel. Cet homme était un vertigineux, qui présentait des signes d'épilepsie convulsive (³). Son outrage à la pudeur n'était pas d'une grande gravité. Comme il avait parlé en l'accomplissant, on pouvait croire qu'il en avait régulièrement conscience.

(¹) Enrico Morselli. — Esposizione accessuale degli organi genitali (esibizionismo) come equivalente epilettoide (*Bollettino della Accademia medica di Genova*, t. IX, 1894).

(²) Pribat. — *De l'exhibition chez les épileptiques*, p. 11.

(³) Pribat. — *Ibid.*, p. 11.

Un acte un peu plus grave est celui que commettait un autre épileptique, arrêté dans la même église Saint-Roch et dont parle M. Magnan. Il s'était mis, lui aussi, à se déshabiller en criant : « Je veux montrer mon c... » Et peu d'instants après il affirmait n'être jamais entré dans l'église en question (¹).

M. Vallon a rapporté, à la Société médico-psychologique, un fait où l'acte incriminé était de la plus grande gravité, et dont l'auteur, en l'accomplissant, avait parlé de telle sorte qu'il avait bien l'air de savoir ce qu'il faisait.

L'individu, âgé de quarante-trois ans, était inculpé d'un attentat à la pudeur commis dans les circonstances suivantes : « Un dimanche soir, vers huit heures et demie, il descend à la cave avec sa fille aînée; il était en train de tirer du vin à la barrique, quand tout à coup il se relève brusquement, déboutonne son pantalon, sort sa verge et s'avance vers sa fille en lui disant : « Prends-la, prends-la! » L'enfant effrayée se met à crier : « Non, papa, non, papa! » La mère, qui était au rez-de-chaussée accourt, et voit son mari la verge à la main, l'air hébété, répétant ces mots : « Prends-la, prends-la! » Interrogé sur ce fait, cet homme répond, avec toutes les apparences de la sincérité : « J'étais en train de tirer du vin, j'ai été pris d'un vif besoin d'uriner, je me suis levé. A ce moment, j'ai eu un étourdissement comme j'en ai quelquefois; que s'est-il passé alors? Je n'en sais rien ou plutôt je ne le sais que par le récit qu'on m'en a fait. Quand ma femme est arrivée, j'ai été tout étonné de me voir la verge à la main devant ma fille. » Le même jour, il avait un peu bu, mais son acte ne semble pas le fait de l'ivresse. D'autre part, il était sujet à des étourdissements, à des vertiges au moment desquels on le voyait pris d'une pâleur subite. Son acte impudique était complexe; on aurait pu croire qu'il en était conscient à la manière d'un homme sain d'esprit; ses paroles, son insistance permettaient de le supposer. En réalité, comme l'a fort justement soutenu M. Vallon, il l'avait accompli en épileptique, d'une manière impulsive et sans en garder ensuite aucune conscience (²).

(¹) MAGNAN. — *Leçons cliniques sur l'épilepsie*, p. 36.
(²) VALLON. — Rapport médico-légal sur un attentat à la pudeur commis par un épileptique (*Annales médico-psychologiques*, 1894, 2ᵉ sem., p. 116).

Notons, en terminant, que les outrages publics à la pudeur peuvent, comme plusieurs autres sortes d'actes impulsifs, faire partie d'une de ces impulsions au vagabondage, de ces fugues déambulatoires qui constituent essentiellement la tendance de certains épileptiques.

VII. — Séméiologie des impulsions irrésistibles des épileptiques.

Les impulsions irrésistibles des épileptiques peuvent se présenter dans deux conditions assez nettement distinctes l'une de l'autre : ou bien elles surviennent au milieu de l'appareil d'une excitation maniaque qui, comme nous l'avons vu, peut aller jusqu'à la fureur la plus violente; ou bien elles se développent avec des allures calmes, si calmes même parfois, que leur nature et leurs dangers ne se révèlent que par les actes qui en sont la conséquence.

Ce n'est pas à dire que la différence entre ces deux conditions soit toujours nettement tranchée, et l'on peut avoir à observer des individus dont l'état impulsif participe de l'une et de l'autre. Mais cette réserve faite, il n'en reste pas moins qu'on se trouve en présence de deux manières d'être sensiblement dissemblables.

Établissant une analogie heureuse, d'une part, entre ces manières d'être des impulsions dans l'épilepsie et, d'autre part, entre les manifestations convulsives de la névrose, à savoir les grandes attaques complètes et les attaques incomplètes désignées sous les noms d'*absences* et de *vertiges*, M. J. Falret a proposé de donner à l'une le nom de *petit mal intellectuel*, à l'autre le nom de *grand mal intellectuel* [1].

Il avait même pensé qu'on pouvait établir des liens de parenté intimes soit entre les absences, les vertiges et le petit mal intellectuel, soit entre le grand mal intellectuel et les attaques convulsives complètes.

[1] J. FALRET. — *État mental des épileptiques,* 1860.

Sans doute, cette affinité existe dans un bon nombre de cas, et l'on voit la manie furieuse succéder aux attaques convulsives intenses ou répétées, comme on voit les impulsions calmes succéder aux absences et aux vertiges; mais il y a tant de cas où elle n'existe pas qu'on n'est pas en droit de l'ériger en règle. Des réserves qui ont été exprimées, il résulte que la concordance, vraie en principe, ne l'est pas toujours en fait. « Les plus redoutables attaques de fureur que j'ai observées, dit Echeverria, étaient des traces patentes d'accès de petit mal et leur production n'a pas été exceptionnelle, car elle s'est répétée chez un nombre assez élevé de malades. D'autre part, j'ai souvent constaté, après une série d'attaques convulsives ou de grand mal, soit seules, soit réunies, un état de folie inoffensive et la plus profonde mélancolie avec stupeur, sans que les réactions violentes ou grand mal intellectuel, signalées par M. J. Falret, se soient manifestées à aucune période (1). »

La manie furieuse impulsive des épileptiques présente des caractères spéciaux dont nous nous occuperons tout d'abord.

Quelles que soient les circonstances dans lesquelles elle se produit, généralement elle survient d'une manière brusque, inopinée, sans être indiquée par aucun phénomène précurseur. Quelquefois cependant elle s'annonce de diverses manières: le malade se montre plus irritable que de coutume; les tendances impulsives de son caractère, celles sur lesquelles nous avons insisté comme étant propres au tempérament épileptique, se montrent plus vivement; il a de l'inquiétude, une plus grande susceptibilité. On peut aussi, comme l'indique M. J. Falret, lui voir de la céphalalgie, des vomissements, de la rougeur ou un éclat plus brillant des yeux, de l'altération de la voix, de légers mouvements de la face ou des membres.

Ces prodromes n'ont jamais une longue préexistence et ne précèdent guère que de quelques heures l'explosion de la fureur impulsive.

Celle-ci surgit alors et se montre avec un ensemble de traits saisissants. En quelques instants, avec une rapidité

(1) ECHEVERRIA. — La folie épileptique (*Comptes rendus du Congrès de Médecine mentale de Paris,* 1878).

extrême, la violence atteint son paroxysme et le malade arrive
aussitôt aux dernières limites de la fureur, fureur aveugle,
comme le constate très justement M. Christian, fureur indomp-
table, dont aucune description ne saurait peindre l'intensité.
Et c'est pendant cette fureur que se produisent les agressions
les plus terribles. L'épileptique est entraîné invinciblement à
détruire; il semble avoir besoin d'épuiser son excitation en se
livrant aux pires violences contre ce qui l'entoure. Heureux
s'il ne s'en prend qu'aux objets à sa portée, qu'il brise et met
en pièces, s'acharnant sur eux avec une opiniâtreté extrême.
Mais souvent aussi il s'attaque aux personnes et, s'il a la liberté
de le faire, peut en quelques instants commettre une série de
meurtres plus épouvantables les uns que les autres.

La fureur des épileptiques a souvent son origine et, en tout
cas, trouve son aliment dans des hallucinations de l'ouïe et de
la vue, qui doivent évidemment avoir un caractère d'obsession
terrifiante. « Le caractère d'extrême violence, dit M. J. Falret,
n'est pas le seul qui distingue la manie épileptique. Un fait
également très remarquable, c'est la nature terrifiante des
idées qui dominent ces maniaques et la fréquence des hallucinations de même nature qui se produisent chez eux, hallucinations de l'ouïe, de l'odorat et surtout de la vue. Ces malades
ont des visions presque continuelles; ils voient des objets
effrayants, des spectres, des fantômes, des assassins, des
hommes armés qui se précipitent sur eux pour les tuer; ils
aperçoivent sans cesse des objets lumineux, des flammes, des
cercles de feu et, chose digne de remarque, la couleur rouge
ou la vue du sang prédominent fréquemment dans leurs
visions. » C'est de là, sans doute, que l'expression « voir rouge »
est devenue synonyme d'un entraînement terrible à verser le
sang d'autrui.

L'hallucination prend une telle prépondérance dans la
fureur impulsive des épileptiques que, suivant Delasiauve,
c'est elle qui entretient l'agitation du malade. « L'agitation,
dit-il, ne se maintient en général qu'autant que ces hallucinations subsistent (1). » A quoi M. Christian ajoute que c'est elle

(1) DELASIAUVE. — *Traité de l'épilepsie*, p. 155. Paris, 1854.

qui est la cause première des actes de violence auxquels l'épileptique s'abandonne dans son délire; c'est elle qui arme son bras et qui dirige ses coups. « Il se voit entouré de flammes, enveloppé dans un nuage de sang, des spectres effrayants se dressent devant lui; une voix lui répète sans cesse : « Tue ! tue ! frappe ! » et il est entraîné ainsi à frapper au hasard, à coups répétés, jusqu'à ce que l'hallucination cesse ou que le bras fatigué se refuse à continuer. On s'explique ainsi que, dans un accès de délire, l'épileptique frappe plusieurs victimes et qu'il les frappe à coups répétés, s'acharnant sur elles avec une rage aveugle. Telle une machine lancée en avant, avec une puissance irrésistible, broyant tout sur son passage et ne s'arrêtant que lorsque la force d'impulsion est épuisée (¹). »

C'est, sans doute, aussi sous l'influence des hallucinations que l'épileptique en fureur manifeste des idées de persécution; le plus souvent, il se croit empoisonné et le répète avec insistance. Un malade de M. Magnan prétendait se sentir attiré par une force irrésistible vers le haut du lit. « Un fluide, disait-il, s'échappe de ma tête et m'entraîne vers la muraille. » Ces idées de persécution sont, elles aussi, à leur tour, les causes d'impulsions nouvelles.

Dans quelques cas, l'accès de fureur finit assez rapidement, sans récidive immédiate. Mais, le plus souvent, il s'éteint graduellement; des retours d'excitation, accompagnés d'autres violences et d'impulsions aveugles, peuvent se reproduire jusqu'au dernier moment. L'ensemble de la crise se prolonge ainsi plusieurs jours; enfin, le malade tombe dans un profond abattement, qui peut aller jusqu'à la stupeur, et en sortant de là il peut se retrouver tout à fait à son état normal.

Arrivons maintenant aux caractères généraux des impulsions épileptiques; ils appartiennent aussi bien, sauf modifications de détails, aux impulsions agitées qu'aux impulsions calmes.

L'impulsion étant à elle-même son premier symptôme, il

(¹) CHRISTIAN. — *Épilepsie*, p. 115-116.

semblerait utile qu'elle fût définie et étudiée tout d'abord en elle-même. Mais ce serait là une étude de psychologie qu'il n'est point utile d'approfondir ici.

D'une manière générale, l'impulsion est un phénomène dans lequel l'individu est entraîné irrésistiblement, malgré lui, à commettre un acte. Tantôt il en a conscience, tantôt il ne s'en rend aucun compte. Ce dernier cas est celui qui se produit habituellement dans l'état qui nous occupe. Il s'agit alors d'une sorte de phénomème réflexe, où les centres d'action sont mis en mouvement sans qu'il y ait participation des forces intelligentes, sans que pour ainsi dire ces forces entrent en jeu avec le concours de la volonté de celui qui est entraîné à agir. M. Ribot a pu, non sans raison, comparer l'impulsion à une convulsion vraie, qui ne diffère de la convulsion ordinaire « que parce qu'elle consiste en mouvements associés et combinés en vue d'un résultat déterminé » (¹). Ces mouvements, qui se transforment en action, sont accomplis eux-mêmes, soit en vertu des habitudes acquises et des aptitudes de l'individu, soit en vertu des circonstances qui leur donnent telle ou telle direction. L'état qui en résulte est l'automatisme proprement dit, dont les deux éléments essentiels sont d'être spontané et de se manifester d'une manière en quelque sorte mécanique. Les actions automatiques peuvent d'ailleurs être complexes, indépendantes les unes des autres, et constituer ainsi une série d'actes analogues à ceux qu'accomplit l'homme conscient et en possession de sa volonté.

Ces divers caractères de l'impulsion et de l'automatisme s'observent dans les manifestations épileptiques et contribuent à les déterminer.

Les impulsions, celles mêmes qui sont indépendantes du délire maniaque, sont quelquefois annoncées par des prodromes, sur la possibilité desquels M. J. Falret a appelé l'attention. Dans les heures qui précèdent, les malades ont alors un état de tristesse ou d'abattement, du vague dans la tête, une demi-conscience qu'ils vont être entraînés malgré eux à des actes imprévus; ils ont le sentiment de leur impuissance

---

(¹) RIBOT. — *Les maladies de la volonté*, p. 73. Paris, 1883.

et comprennent qu'ils sont dominés par une force supérieure
à laquelle ils ne peuvent résister. Ils disent qu'ils ne sont plus
eux-mêmes, que le mal les pousse, qu'ils ont en eux un mauvais esprit qui les domine. Ces prodromes peuvent appartenir
d'ailleurs, non seulement aux impulsions, mais aussi aux attaques d'épilepsie, complètes ou incomplètes, qui les précèdent.

Le premier caractère des impulsions irrésistibles est leur
soudaineté, l'instantanéité de leur apparition.

Cette instantanéité n'est relative qu'au mode de début et
ne veut point dire que l'accès ne dure nécessairement qu'un
moment; ce qui se passe dans certains faits de vagabondage
prolongé l'indique suffisamment. Toutefois, il est des cas où
l'acte n'a réellement pas plus de durée qu'un vertige ou qu'une
absence. L'impulsion est aussi rapide qu'une décharge électrique; elle en a la brusquerie et en quelque sorte la brièveté.
Tel malade vide ses poches en un clin d'œil; tel autre accomplit une course rapide. D'autres frappent leurs voisins, se
livrent à des violences diverses, même à des meurtres, tout
cela sans y mettre presque plus de temps qu'il n'en faut pour
l'écrire. « Ce qui caractérise les impulsions des épileptiques,
dit M. Féré, c'est leur soudaineté. Le malade est précipité
d'une manière absolument inopinée. Cette décharge épileptique, à l'aide de laquelle on explique le mouvement morbide,
se produit en un moment; il semble qu'elle permette la mise
en jeu d'un mécanisme tout prêt à agir et qui n'attendait
qu'un déclanchement pour entrer en action. Il se produit alors
un véritable coup de théâtre et un changement à vue qu'on
pourrait appeler féerique s'il n'était point souvent plutôt dia-
bolique par la gravité des scènes dont il est le point de départ.
Au moment où l'ictus se produit, le malade ne s'appartient
plus et dès lors il sera entraîné à agir comme un véritable
automate. »

Le coup de théâtre peut s'accomplir avec grand fracas et se
signaler par un de ces actes qui sollicitent vivement l'attention
d'autrui; mais il peut aussi se produire d'une manière très
calme, sans que personne autour de l'individu atteint puisse
soupçonner le changement qui s'est opéré en lui. Il n'y a, pour
cela, aucun exemple plus frappant à citer que celui du malade

dont Charcot a parlé. Cet homme est à ses affaires; il fait les commissions dont il est chargé. Tout à coup, il est frappé d'un accès impulsif, il entre dans une crise et ce n'est qu'à huit jours de là qu'il se ressaisit et revient à lui. Dans ce laps de temps, personne n'a remarqué que cet homme était en somme un véritable aliéné. Et cependant, comme il s'est trouvé à cent lieues de chez lui, qu'il avait longuement voyagé, d'une manière ou d'une autre, il avait dû accomplir toute la série d'actes complexes d'un voyageur ordinaire et circuler pendant toute une semaine sans attirer l'attention sur lui par quoi que ce soit d'extraordinaire.

On a coutume de dire que les épileptiques, au cours de leurs impulsions irrésistibles, sont inconscients de ce qu'ils font, et ce serait là un deuxième caractère de leur état morbide. Il faut examiner de près cette inconscience et en bien préciser le caractère.

Il est de fait que, dans bien des cas, le malade ne se rend aucun compte de ce qui lui arrive. Son accès impulsif est court; les actes qu'il accomplit ont un cachet d'automatisme inconscient bien accusé et on ne saurait méconnaître qu'il n'en a aucune perception. Ainsi en est-il de ces épileptiques impulsifs qui mettent inopinément dans leurs poches tout ce qui leur tombe sous la main, ou inversement de ceux qui, au contraire des précédents, vident rapidement leurs poches et jettent au hasard ce qui s'y trouve.

Mais pour peu que ces actes soient complexes, qu'ils ne puissent s'accomplir que dans un certain laps de temps, ils ne peuvent évidemment être faits avec une inconscience réelle et absolue. C'est ce que M. Féré fait très bien ressortir: « Si les actes en question, dit-il, sont inconscients, on doit convenir qu'il s'agit d'une singulière inconscience. Lorsqu'un épileptique fait une fugue dite *inconsciente,* il est capable de se rendre dans une ville où il n'est jamais allé, en se conduisant de telle façon que personne ne le remarque; il donne des preuves d'initiative et agit comme il pourrait le faire en état de santé, en tenant compte de ses connaissances acquises, c'est à dire en donnant la preuve de la conservation de la mémoire. » Et plus loin : « L'inconscience est un des caractères que l'on considère comme fondamentaux du délire épileptique. Mais comme je viens de le dire, l'inconscience n'est pas un phénomène nettement déterminé. Nous ne pouvons jamais savoir au juste si un épileptique est un être conscient ou un pur automate dont les actions sont trop rapides pour pouvoir être enregistrées par le sensorium, ou si ces réactions ont pour centres d'autres éléments que les cellules des centres psychiques ([1]). »

Les manifestations de la conscience au cours des accès impulsifs sont relativement assez nombreuses et il est généralement facile de les constater. Les malades voient, entendent, touchent avec discernement. S'ils ne voyaient pas, ils ne pourraient pas se diriger comme ils le font et atteindre avec précision les objets qu'ils visent ou qu'ils ont besoin de prendre. La preuve qu'ils entendent, c'est qu'ils peuvent engager des conversations, faire des réponses qui n'ont rien de déraisonnable et qui s'adaptent parfaitement aux circonstances. Ils le font même au milieu de l'accès de fureur impulsive le plus violent; ils interpellent alors les personnes qui sont autour d'eux, leur font des observations justes et appropriées et quelquefois leur disent des injures qui les visent directement. Quel que soit leur état de calme ou d'agitation, ils donnent les signes d'une activité mentale qui, malgré l'état où ils se trouvent, semble tout à fait identique à celle d'un homme réellement conscient.

Ce n'est pas à dire que quand ils répondent aux questions leurs paroles soient toujours justes; souvent aussi elles sont incohérentes, obscures et ne signifient rien. Mais, quoi qu'il en soit, ils répondent, et cela seul suffirait à prouver un certain degré d'activité mentale consciente.

Il arrive encore que le malade se met de lui-même à déclamer et que ce qu'il débite semble conscient et réfléchi. David Finlay parle d'un épileptique qui, dans ses accès impulsifs, prit plusieurs fois la parole au temple et adressa des discours à ses coreligionnaires. Un jour, un de ses amis lui demanda quelques explications sur ce qu'il avait dit la veille dans son espèce de sermon; mais il ne se rappelait pas du tout ce qu'il

---

([1]) FÉRÉ. — *Des épilepsies*, p. 139-142.

avait fait et soutint qu'il n'avait point parlé. Il fallut que le pasteur le lui affirmât pour qu'il le crût [1].

M. Vallon a récemment fait connaître à la Société médico-psychologique l'histoire d'un épileptique impulsif qui, pendant un accès d'impulsion, avait prononcé des paroles se rapportant à l'acte qu'il faisait et, à ce sujet, M. Joffroy a insisté sur la particularité en question, rappelant que certains auteurs avaient soutenu qu'elle ne se produisait pas et il a cité à ce propos une cuisinière qui, un jour qu'on lui demandait : « Que faites-vous? » répondit : « Je plume mon poulet, » et, une autre fois, à une question analogue : « J'écaille mon poisson [2]. »

Il arrive encore souvent que des impulsifs, au cours de leurs accès, ont des altercations avec autrui, altercations qui, en certains cas, peuvent avoir un caractère nettement délictueux. Un individu que nous avons observé s'était vu plusieurs fois dresser procès-verbal par des agents de l'autorité publique, à qui, sans s'en rendre compte, il avait dit des injures. On le croyait en état d'ivresse, alors qu'il était en état d'impulsion épileptique. Une observation de M. Magnan est bien intéressante à ce point de vue. « Un individu, tailleur d'habits, âgé de quarante-trois ans, fils d'épileptique, avait coutume, après ses attaques, de se montrer grossier et violent à l'égard de ses camarades, des agents de police ou des passants qui s'empressaient autour de lui pour le secourir. Arrêté pour vagabondage pendant une fugue consécutive à une attaque, il comparaît devant le tribunal trois heures après une crise. Il marche à côté des gardes, répond d'une façon correcte à quelques questions qui lui sont posées; puis, pendant l'audience, sans nul motif, se met à injurier et à menacer le Procureur de la République. Les magistrats, séance tenante, le condamnent pour ce fait à deux ans de prison. Il ne répond pas, reste silencieux sur son banc, se retire dès qu'on l'y invite. Le surlendemain, à la prison, on lui demande les motifs de sa conduite, de son attitude à l'audience; il est très surpris de ce qu'on lui apprend, car tout ce

---

[1] DAVID FINLAY. — *Clinical Observations on epileptic insanity*, p. 29. Glascow, 1888.

[2] *Annales médico-psychologiques*, juillet 1894.

qui s'est passé est non avenu pour lui. Des scènes analogues se sont reproduites deux autres fois sous les yeux de M. Magnan, dans son service (¹).

Des faits de ce genre peuvent certainement en imposer à un observateur inattentif et lui faire porter sur les actes qu'il voit faire un jugement erroné. Que dire des cas où un homme expérimenté s'y trompe lui-même? C'est cependant ce qui est arrivé à M. Magnan qui raconte un cas où il s'est laissé abuser par une lucidité apparente et non réelle.

Ce cas concerne un individu qui avait des vertiges fréquents, suivis eux-mêmes d'un accès de délire impulsif, de courte durée, débutant et cessant brusquement. Amené dans le service de M. Magnan, cet homme eut, dès le lendemain de son entrée, un accès de délire; il avait une vive excitation, cherchait à frapper dès qu'on tentait de lui résister et croyait être mort, puis s'être fait ressusciter à l'aide d'un moyen qui devait faire vivre tout le monde éternellement. Il avait à la fois des idées ambitieuses et des idées de persécution qui pouvaient le faire considérer comme étant atteint de délire systématisé. Mais le fait curieux au point de vue actuel, c'est qu'à ce moment le malade put soutenir une conversation d'une demi-heure, au cours de laquelle il répondit avec une certaine lucidité sur toutes les questions, si bien que M. Magnan se méprit sur la nature de la maladie; mais le lendemain, après la chute du délire, on fut dans l'impossibilité de retrouver dans le souvenir du malade la moindre trace de cette longue conversation.

Dans une thèse récente, inspirée par M. Lemoine, M. Hennocq a appelé l'attention sur des faits encore peu connus, rares d'ailleurs, que l'on doit assurément considérer comme des exceptions, mais qui contribuent à faire croire que cette conscience conservée par les épileptiques au cours de leurs accès impulsifs est bien une conscience réelle. Les faits dont il s'agit concernent des individus qui, au milieu de crises convulsives généralisées très évidentes, conservaient la connaissance d'eux-mêmes et de leur état, et pouvaient en rendre

(¹) Magnan. — *Leçons cliniques sur l'épilepsie*, p. 54.

témoignage en répondant aux questions qui leur étaient posées.
Nous avons vu que même fait se produisait habituellement
dans l'épilepsie partielle et y était plutôt la règle. Dans l'épilepsie généralisée, en raison de sa rareté, le fait a beaucoup
plus d'intérêt.

Une des observations de M. Hennocq concerne une femme
de trente-neuf ans, ayant jusqu'à huit ou dix grandes attaques
par mois et, en outre, assez souvent des absences et des vertiges. Voici ce qui est rapporté au sujet d'une de ces grandes
attaques; c'est M. Lemoine qui parle : « Le hasard me fit un
jour assister à une de ses crises convulsives; un matin, en
faisant la visite, je lui demandai de ses nouvelles et je causai
avec elle; elle répondait correctement. Tout à coup, je la vis
pâlir, en même temps que son corps se raidissait. Elle n'en
continua pas moins la phrase qu'elle avait commencée, mais
en manifestant dans la parole une grande gêne, due évidemment au spasme des mâchoires. Ce spasme tonique fut suivi,
comme dans une crise classique, de la phase de convulsions.
Voyant que, pendant ce temps, cette femme conservait la connaissance entière, je lui posai des questions auxquelles elle
répondit les dents serrées, mais d'une façon distincte. « Où
» avez-vous mal? — A la tête. — Souffrez-vous beaucoup? —
» Oh! oui, beaucoup. — Nous voyez-vous bien? — Oui. — Com-
» bien sommes-nous devant vous? — Vous êtes trois. » La
période clonique fut forte, complète et les secousses ne paru-
rent pas prédominer d'un côté plus que de l'autre. Dès que
les convulsions eurent cessé, la malade tomba dans un état
d'abattement profond; elle demandait qu'on la laissât tranquille, qu'on ne lui parlât pas, disant qu'elle voulait dormir.
Il n'y eut pas chez elle de période stertoreuse. Cette malade
fut mise en observation et l'on reconnut que presque toutes
ses crises évoluaient comme celle qui vient d'être décrite.
Depuis longtemps, du reste, les personnes qui entouraient la
malade avaient remarqué la singularité de ses accès. Ce n'était
que de temps en temps que dans ses crises elle perdait tout à
fait connaissance. Il importait de savoir si elle n'avait pas
d'hystérie associée à l'épilepsie. La recherche des stigmates
hystériques fut faite avec le plus grand soin et resta complètement négative. Ayant eu occasion, deux mois plus tard, d'as-

sister à une nouvelle crise, je constatai le même appareil symptomatique que la première fois (¹). »

M. Hennocq rapporte deux autres observations qui ont beaucoup d'analogie avec la précédente.

S'il est donné de voir la connaissance conservée au milieu d'une attaque convulsive vulgaire, contrairement à toutes les notions courantes, comment s'étonner de voir la conscience réellement conservée au milieu de ces équivalents psychiques qui, du côté intellectuel, sont la manière d'être de la convul-sion? La constatation de ce fait a une très grande importance au point de vue de la médecine légale et nous devrons en temps voulu y insister encore.

Ainsi donc, en fait, bien que dans un bon nombre de cas les épileptiques impulsifs soient inconscients de ce qui leur arrive et de ce qui se passe autour d'eux, dans d'autres cas ils conservent la connaissance, et ces derniers sont relative-ment assez nombreux et assez significatifs pour qu'on ne puisse pas regarder l'inconscience comme un signe absolu d'impulsion épileptique irrésistible.

Mais en réalité cependant, on est justifié de dire que l'in-conscience fait partie de ces impulsions, parce qu'elle résulte de l'évolution même de la crise et qu'elle provient d'un autre phénomène bien plus important, presque constant, sinon même vraiment constant, alors qu'il peut ne pas être absolu, et qui est l'amnésie, la perte du souvenir des actes accomplis et des faits passés pendant la crise impulsive.

L'amnésie doit être considérée comme le signe le plus important des impulsions irrésistibles des épileptiques. Bien qu'on la rencontre dans d'autres états morbides, dans d'autres formes impulsives, notamment celles des hystériques, nulle part ailleurs elle ne se présente avec les allures qu'elle prend dans l'épilepsie; aussi lorsqu'elle peut être constatée avec certitude permet-elle de caractériser nettement le trouble morbide auquel elle se rattache.

Elle porte sur la phase impulsive elle-même; elle commence et prend fin avec elle, si bien qu'elle constitue une lacune très

(¹) HENNOCQ. — *De l'épilepsie avec conscience*, th. de Lille, 1894.

nette dans la vie consciente de l'individu. Celui-ci, l'accès passé et revenant à lui, alors même qu'il aurait paru avoir une certaine connaissance au cours de l'accès, ne se rappelle plus ce qu'il a fait, ce qu'il a dit, ce qui lui est arrivé.

Qu'est-ce donc que cette amnésie et en quoi a-t-elle sa source?

On a pu la considérer comme un résultat de l'inconscience de l'épileptique pendant son accès impulsif. Telle semble être l'opinion de M. Burlureaux qui dit : « Suivant que la conscience a été plus ou moins profondément obnubilée pendant l'accès, le souvenir en est plus ou moins vague et le plus souvent il fait complètement défaut. » Mais cette manière de concevoir les choses ne répond évidemment pas à la réalité, puisqu'il y a des cas nombreux où l'impulsif a paru bien conscient pendant l'accès et ensuite ne se rappelle rien.

On peut se demander si l'amnésie n'est pas le résultat d'un épuisement de la force nerveuse, d'une inhibition ayant toute la soudaineté de l'ictus lui-même et venant au dernier moment couper court à toutes les manifestations du souvenir qui auraient pu s'emmagasiner durant l'accès. M. Féré fait à ce sujet une observation qui confirmerait cette manière de voir. « L'amnésie post-paroxystique des épileptiques présente, dit-il, la plus grande analogie avec l'amnésie rétroactive qui se produit quelquefois en conséquence des chocs traumatiques ou moraux. Or, quand un individu sort de chez lui, descend son escalier, traverse le trottoir et vient à perdre la mémoire par le fait d'un choc qu'il a subi en mettant le pied sur la chaussée, qui peut dire que cet homme était inconscient quand il a fermé sa porte, sous prétexte qu'il ne se souvient plus de cet acte? » Ici le choc traumatique est remplacé par le choc épileptique ; la production de l'amnésie, dans les conditions dont il s'agit, serait le dernier terme de l'ictus épileptique pris dans son ensemble ; de telle sorte que, si l'on parvenait à supprimer ce moment final, l'individu ainsi ébranlé pourrait garder le souvenir de toutes les manières d'être conscientes qu'il a eues au cours de son accès.

Cette explication est assurément satisfaisante. Cependant elle laisse encore des points obscurs. Ainsi, il est difficile de la concilier avec un des autres symptômes dont nous aurons à parler, à savoir l'identité des accès impulsifs entre eux, identité qui est telle que, dans chacun de ses accès, le malade reproduit les mêmes actes, les mêmes paroles, manifeste les mêmes sentiments, les mêmes tendances que dans les accès précédents. Comment concilier cette répétition, cette sorte de reviviscence du souvenir avec l'épuisement qui à la fin d'une crise aurait détruit les éléments mêmes du souvenir?

D'autre part, il faut admettre que l'épuisement n'est pas toujours absolu, si l'on considère des cas dont nous avons à parler et dans lesquels l'amnésie elle-même n'est pas absolument complète.

Ces cas sont de différents genres. Il en est dans lesquels le malade a spontanément une notion assez obscure, assez vague de certains incidents de sa crise. Il ne se rappelle pas tout; mais quelques particularités ont laissé leur empreinte dans la mémoire et ne se sont point effacées. Un jeune homme, sujet depuis plusieurs années à des impulsions au vagabondage, étant devenu soldat, eut à subir des punitions sévères en raison de fugues nouvelles qu'il fit au cours de son temps de service. Comme il avait des vertiges, on finit par comprendre que ces fugues devaient être des manifestations d'automatisme comitial; elle duraient plus ou moins longtemps; le malade marchait constamment et il conservait ensuite un vague souvenir de ce qu'il avait fait(1). Un individu, observé par M. Féré, avait des accès dans lesquels il était entraîné à une épouvantable gloutonnerie et après lesquels il se rappelait, vaguement, il est vrai, mais se rappelait néanmoins qu'il était rentré chez lui et qu'il avait mangé. Cependant il était toujours surpris de la quantité et de la nature des aliments qu'il avait ingérés et qu'une indigestion ne tardait pas à lui faire rendre.

Il est d'autres cas où le souvenir, également assez vague, ne s'exerce pas spontanément, mais revient par une sorte de réflexion, de retour sur lui-même que fait le malade ou grâce aux indications que lui donne son entourage. Un malade de M. Féré présente assez souvent, à la suite d'attaques convulsives, des périodes de délire impulsif au cours desquelles, pendant un quart d'heure ou une demi-heure, il se livre à des

---

(1) GUYOT. — Automatisme ambulatoire (*Revue médicale de l'Est*, 1er juin 1891. — Résumé dans la *Gazette hebdomadaire de Médecine et de Chirurgie*, 13 juin 1891).

violences de toute sorte. Quand il revient à lui, il ne conserve d'abord aucun souvenir de ce qui s'est passé ; mais quand il a repris ses occupations, il lui arrive, au bout d'une heure et même plus, de revenir dans la pièce où il s'est livré à ses impulsions pour voir les dégâts matériels qu'il a pu produire. Il se souvient alors qu'il a soulevé ou bousculé tel ou tel meuble et qu'il a risqué de le briser ou d'en frapper les assistants ([1]).

Les manifestations du souvenir, telles que nous venons de les voir, sont toujours imparfaites, obscures, incomplètes. Faudrait-il aller plus loin et considérer comme appartenant à l'épilepsie des cas d'impulsion où le souvenir des actes accomplis pendant l'accès impulsif a été plus nettement conservé que dans les cas précédents et même a pu rester complet ? M. J. Falret n'a pas hésité à le faire et, à l'appui de son opinion, il a cité l'exemple fameux, observé par Gall et rapporté par Esquirol, du paysan de Bohême chez lequel, les accès d'épilepsie convulsive ayant disparu, avaient été remplacés par des accès impulsifs intermittents, dans lesquels il était invinciblement entraîné à commettre des meurtres et où il demandait à être chargé de chaînes pour être empêché de suivre ses impulsions, dont il avait conscience et qu'il se rappelait après l'accès.

Les faits de ce genre sont fortement contestés en tant que manifestations de la névrose épileptique. Cependant ils demanderaient à être étudiés encore, à être éclairés à l'aide d'observations nouvelles. Que l'on considère, par exemple, ce qui arrivait d'une malade citée par Ball : cette malade était en puissance de manifestations épileptiques ; elle était sujette à des impulsions et se rappelait nettement ce qu'elle y avait fait. « Ainsi un jour, au milieu de sa crise, elle dit à son mari : « Je vais te mordre ; » puis, elle s'est efforcée de mettre à exécution cette menace ; elle l'a mordu et lui a craché à la figure. Au réveil, elle s'est parfaitement rappelé cette circonstance ; elle a dit à son mari : « Ne t'ai-je pas dit que j'allais te mordre et ne t'ai-je pas effectivement mordu et craché à la figure ? » Dans une autre crise qui s'est produite

([1]) FÉRÉ. — *Des épilepsies*, p. 148.

pendant la nuit, elle a quitté son lit pour aller à sa table à ouvrage; elle y a pris du fil, des aiguilles et tout ce qu'il faut pour coudre. Le lendemain matin, à son réveil, elle eut un souvenir très net de ce qui s'était passé et elle en fit part à sa mère, qui en demeura surprise. Un autre jour, au milieu d'une attaque, elle saisit un encrier qui se trouvait sur un meuble et le jeta à la tête de sa mère. Quelques minutes plus tard, l'accès ayant passé, elle se rappela spontanément ce qu'elle avait fait et se confondit en excuses. Or, dans l'immense majorité de ses autres crises, cette femme ne conservait aucun souvenir de ce qui s'était produit (1). »

D'autre part, pour l'étude à faire de la conservation de la mémoire dans les accès d'épilepsie impulsive, il y aurait à tenir grand compte de ce que Hennocq rapporte à propos des cas d'épilepsie convulsive avec conscience dont nous avons parlé plus haut. Il dit, en effet, que la malade dont il donne le plus longuement l'histoire, non seulement conservait la connaissance au milieu des convulsions, mais encore que, l'attaque passée, elle se rappelait ce qu'elle y avait dit et fait. Le lendemain d'un jour où on avait assisté à une attaque où la conservation de la conscience avait été manifeste, voulant savoir si elle avait conservé le souvenir de sa crise et de ce qui s'était passé pendant qu'elle l'avait, on l'interrogea à cet égard; « et, dit l'observateur, elle m'en rapporta tous les détails, sans rien omettre, montrant ainsi qu'il n'y avait eu chez elle ni perte de la conscience pendant l'accès ni amnésie consécutive. »

Ces diverses observations, celles même où le souvenir des actes n'est qu'imparfait, confus, obscur, ôtent-elles quelque valeur à l'amnésie en tant que signe des impulsions irrésistibles des épileptiques? Et sous ce rapport donnent-elles raison aux auteurs qui se sont appuyés sur elles pour contester la valeur de l'ensemble symptomatique attribué à l'épilepsie mentale?

Du moment où l'amnésie est presque constante à la suite des impulsions et que dans la presque généralité des cas elle est absolue, complète, réelle, il n'y a évidemment pas lieu, à

____

(1) BALL. — *L'Encéphale,* janvier-février 1886.

cause des exceptions, d'en méconnaître la valeur. Des exceptions ne sont pas de nature à infirmer une règle. D'ailleurs,
comme le faisait judicieusement observer Ball dans une com-
munication à la Société médico-psychologique, on peut fort
bien comparer ce qui se passe dans les cas de ce genre à ce
qui se produit dans certains cas de somnambulisme où, contrairement à la règle, les individus conservent le souvenir de
faits qui se sont passés pendant la période de sommeil [1].
L'amnésie soudaine qui accompagne les impulsions épileptiques leur appartient d'une manière intime; elle en est un
des signes les plus marqués, et c'est avec raison que M. Sollier a pu dire : « L'amnésie simple est tellement caractéristique
de l'épilepsie, sous quelque forme que ce paroxysme se présente, que, lorsqu'on le constate, on doit immédiatement y
songer. Elle a une importance toute particulière dans l'épilepsie larvée, et sa constatation, en présence d'un acte insolite,
doit faire rechercher les autres indices capables de révéler
l'épilepsie [2]. »

L'inconscience et l'amnésie des actes ont une conséquence
dont la constatation est importante au point de vue de la
médecine légale; c'est que les épileptiques impulsifs, ayant
accompli leurs délits ou leurs crimes d'une manière ouverte,
ne prennent ensuite aucun soin pour les dissimuler, pour se
sauver, pour se dérober aux yeux de témoins importuns. Elles
font encore que l'individu montre une grande indifférence à
l'égard de ce qu'il vient de faire et que, même lorsqu'il est
revenu à lui, il n'en manifeste souvent aucun remords.

Un autre symptôme, également très significatif et que Morel
et M. J. Falret ont indiqué, c'est l'identité des attaques impulsives entre elles. M. J. Falret, en ce qui concerne la manie
impulsive des épileptiques, a même donné cette identité
comme une règle générale. « Un caractère très important de
la manie épileptique, dit-il, caractère qui lui est du reste
commun avec la plupart des manies intermittentes, c'est la
ressemblance absolue de tous les accès chez le même malade,
non seulement dans leur ensemble, mais dans chacun de leurs

[1] *Annales médico-psychologiques*, 1883, 2ᵉ semestre, p. 255.
[2] SOLLIER. — *Les troubles de la mémoire*, p. 174. Paris, 1892.

détails. Lorsqu'on a observé avec soin les diverses phases d'un premier accès de manie épileptique, on est vraiment frappé d'étonnement en constatant que le même malade exprime les mêmes idées, profère les mêmes paroles, se livre aux mêmes actes, éprouve en un mot les mêmes phénomènes physiques et moraux à chacune des périodes de chaque nouvel accès. Ses idées, ses paroles et ses actes sont comme empreints de fatalité et se reproduisent avec une surprenante uniformité à tous les accès (¹). »

M. Magnan constate lui aussi cette uniformité dans les accès de manie impulsive et nous pouvons lui emprunter des exemples. « Un homme que nous avons, dit-il, actuellement dans le service et qui entre pour la cinquième ou sixième fois, présente à chacun de ses accès la même excitation, la même incohérence, poussant les mêmes cris avec les mêmes intonations et répétant les mêmes propos orduriers. Après trois jours, il revient à lui et s'excuse de ce qu'il a pu dire, manifestant des regrets d'avoir peut-être encore injurié tout le monde. Il ne connaît, du reste, son état que parce qu'on le lui a déjà dépeint maintes fois. » Un autre malade avait des accès dans lesquels on voyait se reproduire les mêmes idées délirantes. Au début, il se disait fils de Dieu, parlait de ressusciter son père, déclamait. Puis, après un jour ou deux de délire, il revenait à la vie réelle et niait avoir jamais parlé de Dieu. Ainsi, après chaque accès, il avait de l'amnésie. Puis, quand un nouvel accès recommençait, il avait le ressouvenir évident des idées, des paroles et des sentiments de l'accès précédent.

L'identité des accès existe également pour les impulsions indemnes d'excitation maniaque. C'est ainsi qu'on peut voir les individus sujets aux accès de vagabondage, les recommencer toujours de la même manière, en y accomplissant les mêmes actes, délictueux ou non : ici le vol, là des violences, ailleurs des actes d'autre nature. Savage parle d'une dame qui, dans des conditions de ce genre, devenait soudain très pâle, tournait la tête de côté et prononçait à la file une vingtaine de mots, toujours les mêmes et dans le même ordre;

(¹) J. FALRET. — *État mental des épileptiques.*

puis reprenait la conversation au point où elle l'avait laissée (¹). M. Chambard a raconté l'histoire d'un épileptique assassin, sujet à des accès impulsifs survenant souvent la nuit ; il se levait, se rendait près de son beau-père avec qui il avait eu réellement des difficultés, l'accablait d'injures et de menaces, rentrait chez lui et le lendemain ne conservait aucun souvenir de ce qu'il venait de faire. Mais un jour, dans un accès du même genre, il alla prendre son fusil et, au lieu d'invectiver son beau-père, il l'étendit raide mort d'un coup de feu en pleine poitrine (²).

M. Féré, au sujet de cette identité, fait un rapprochement intéressant entre les attaques impulsives et les attaques convulsives, et remarque qu'elle établit une parité de plus entre les convulsions mentales et les convulsions motrices. Ces dernières sont toujours semblables à elles-mêmes, avec plus ou moins d'intensité, et du moment où la maladie est la même, avec des manifestations différentes, il n'est pas étonnant de voir ces manifestations revêtir des signes extérieurs communs.

Si fréquente que soit cette identité, il ne serait pas vrai de l'ériger en règle absolue ; non seulement des accès qui se ressemblent par quelques côtés chez un même individu peuvent avoir des points de dissemblance ; mais encore cet individu peut avoir des impulsions bien différentes entre elles : les unes légères et courtes, les autres longues et violentes, sans que ces deux caractères soient nécessairement en concordance l'un avec l'autre.

A l'identité des attaques entre elles se rattache un autre caractère qu'il est assez fréquent de rencontrer dans les impulsions épileptiques, c'est qu'elles reviennent périodiquement, avec une certaine régularité. M. Féré constate que, chez le même malade, souvent elles se répètent à la même heure et dans des circonstances analogues. Echeverria attache une grande importance à cette périodicité paroxysmale et la regarde comme un des bons signes de l'impulsion épileptique. « Les attaques d'épilepsie mentale, dit-il, se répètent sous la

(¹) SAVAGE. — *Epilepsy and insanity*, dans le *Dictionary of psychological medicine*, par Hack Tuke.
(²) CHAMBARD. — Assassinat commis par un épileptique (*Annales d'Hygiène publique et de Médecine légale*, 1892, t. XXVII, p. 459).

forme paroxysmale. L'accès d'épilepsie mentale n'est jamais
solitaire; il suppose nécessairement l'existence d'autres attaques semblables et manifeste par conséquent une folie qui
indique un degré avancé de la névrose épileptique [1]. »

Dans la presque généralité des cas, la crise impulsive se
dénoue brusquement. Cette terminaison est identique à ce que
l'on observe dans quelques cas de folie à double forme où le
changement d'attitude du malade après sa crise se fait pour
ainsi dire en un instant. C'est, comme le dit M. Burlureaux,
du jour au lendemain, d'une heure à l'autre, que des délires
qui ont pu durer plusieurs jours disparaissent pour ne revenir
qu'à échéance lointaine.

Dans le délire maniaque épileptique, il y a souvent une
série d'impulsions plus ou moins rapprochées les unes des
autres et qui toutes participent des caractères de soudaineté et
d'instantanéité. L'automatisme y est moins évident que dans
les impulsions sans agitation maniaque; cependant, en regar-
dant de près les malades, on peut aisément reconnaître qu'ils
agissent en véritables automates.

En ce qui concerne la fréquence et l'intensité des impulsions, il en est d'elles comme des convulsions motrices; elles
sont très variables et il est impossible de fixer la moindre
règle à leur égard. Les épileptiques sujets aux vertiges et aux
absences semblent avoir des impulsions plus fréquentes que
les autres; elles peuvent chez eux se répéter chaque jour. La
fréquence n'a aucune corrélation nécessaire avec l'intensité.

La durée des impulsions est, elle aussi, très variable. Un
grand nombre sont, pour ainsi dire, momentanées et nous
avons tout à l'heure parlé des conditions d'instantanéité dans
lesquelles elles se produisent; mais quelquefois elles durent
plusieurs jours, avec une continuité plus ou moins parfaite.
Ce sont surtout les impulsions au vagabondage qui, de celles
qui surviennent en dehors de la fureur maniaque, se prolon-

(1) *Comptes rendus du Congrès de Médecine mentale de Paris*, 1878, p. 253.

gent le plus longuement. Le malade observé par Charcot est
resté jusqu'à huit jours de suite en état d'automatisme impulsif. Quant aux accès de délire impulsif, ils peuvent durer
encore davantage et l'on en a vu persister plusieurs semaines.

Les actes accomplis par les épileptiques au cours de leurs
accès impulsifs présentent un certain nombre de caractères
généraux qui apportent leur contingent à la séméiologie des
impulsions irrésistibles. Nous devons donc examiner ces caractères qui, d'ailleurs, au point de vue de la médecine légale,
sont d'un très grand intérêt.

Ces actes participent souvent de l'un des caractères des
impulsions elles-mêmes; ils sont instantanés et subits; leur
soudaineté est alors presque absolue et leur durée est courte;
il y a fusion intime entre l'impulsion et l'acte qui en réalité
ne font qu'un. Mais souvent aussi les actes se prolongent dans
des conditions telles que ce n'est plus seulement un seul acte,
mais une série d'actes qui paraissent s'enchaîner les uns les
autres et qui forment un tout assez homogène. C'est alors
qu'on voit s'exercer cette conscience dont nous avons constaté
la persistance au cours des accès et qui imprime aux divers
actes une sorte de coordination.

Quelles que soient leur simplicité ou leur complexité, les
actes impulsifs sont de la nature la plus diverse, les uns d'une
innocuité absolue, les autres sensiblement désordonnés; quelques-uns d'une gravité extrême par le danger qu'ils font
courir soit aux malades eux-mêmes, soit aux personnes qui
se trouvent à la portée de ceux-ci. Il n'y a qu'à parcourir les
nombreuses observations d'impulsions irrésistibles qui ont été
publiées pour se rendre compte de l'extrême diversité de ces
actes; les plus élémentaires d'entre eux ne sont pas du ressort
de la médecine légale; mais, en dehors même de ceux qui se
traduisent par des crimes, il y en a un grand nombre qui
revêtent un caractère nettement délictueux.

En général, les actes des épileptiques sont indépendants des
circonstances extérieures et n'ont aucune corrélation avec ce
que le malade faisait ou pensait au moment où il a été saisi
par l'accès impulsif. Souvent aussi ces actes sont tout à fait
en désaccord avec les tendances habituelles des malades; tel

était très doux, inoffensif, qui devient inopinément meurtrier; tel autre est un très honnête homme qui voit inopinément planer sur lui une inculpation de vol ou d'outrage public à la pudeur. Enfin, la plupart du temps l'impulsif a agi sans motif appréciable et tout à fait au hasard. C'est en tenant compte de ces diverses conditions que Marc était autorisé à dire que, parmi les signes de la folie impulsive, il faut compter comme un phénomène important, surtout au point de vue médico-légal, que l'action incriminée se trouve en contradiction avec la manière de penser et d'agir de celui qui l'a exécutée [1]. L'épileptique fait tomber ses violences homicides sur les premières personnes qu'il rencontre; ce sont alors ses proches parents, des amis qui se trouvaient près de lui; ou bien des étrangers, des inconnus, des indifférents. Le suicide se fait comme par occasion. Le vagabondage entraîne l'impulsif là où il n'a que faire, loin de chez lui, loin de ses affaires, lui faisant prendre machinalement, à la suite l'un de l'autre, les chemins qui se présentent devant ses pas. Le malade ne se dirige pas, il n'apprécie pas la valeur de ce qu'il fait; il se borne à agir. C'est bien des actes accomplis dans ces conditions qu'on peut dire qu'ils sont automatiques.

Cependant il n'en est pas toujours ainsi et l'on peut se trouver en présence de deux circonstances toutes différentes : l'une, que le malade paraisse avoir des motifs de faire ce qu'il fait, et qu'en l'accomplissant, il se conforme à des idées, à des sentiments qu'il exprimait lorsqu'il était réellement en possession de lui-même; l'autre, que les actes accomplis pendant l'accès d'impulsion soient la suite, la continuation des actes que le malade accomplissait lorsqu'il a été atteint par la crise impulsive. Mais dans un cas comme dans l'autre, il faut tenir compte de ce fait, sur lequel nous insisterons plus loin, c'est que le malade réalise, sans le vouloir, sans y mettre une intention libre, les idées, les motifs qu'il avait pu avoir dans des dispositions tout autres. On ne peut pas dire qu'alors les actes soient l'effet, la conséquence des idées, des intentions antérieures; suivant une expression heureuse de M. Riu [2],

---

[1] Marc. — *De la folie*, t. II, p. 552. Paris, 1840.

[2] Riu. — Quelques observations sur le délire épileptique (*Annales médico-psychologiques*, 1885, 2ᵉ semestre, p. 253).

ils en sont plutôt un simple reflet. Du reste, ils reflètent ainsi aussi bien l'état pathologique que l'état normal du malade.

Echeverria, dans une étude qu'il leur a spécialement consacrée, a beaucoup insisté sur l'importance de ces constatations et a montré qu'elles arrivent à mettre en lumière ces deux données : qu'un épileptique en état de délire peut paraître avoir prémédité les actes qu'il accomplit sous l'influence d'une impulsion irrésistible; que quelquefois les actes accomplis peuvent paraître tout à fait motivés et avoir une cause déterminée[1]. Il rapporte un certain nombre d'exemples observés par lui ou empruntés à divers auteurs. En voici un entre autres que nous abrégeons :

Une jeune fille, sujette à des accès de grand et de petit mal, fut un jour fortement contrariée par sa mère qui lui refusait un amusement désiré. A quelque temps de là, à la suite d'accès convulsifs, elle fut prise de délire. En cet état, elle demanda de nouveau à sa mère la satisfaction qui lui avait été refusée. Et comme sa mère, pour éviter l'excitation, cherchait à détourner son attention par quelques vagues promesses, elle parut ne pas insister et demanda un verre d'eau. Puis elle pria sa mère de s'asseoir près d'elle, et comme celle-ci le faisait sans défiance, elle lui donna alors inopinément sur la tête, avec ce verre, un grand coup qui la blessa grièvement. La fille de s'écrier alors : « Maintenant je suis contente! Ne me laisserez-vous pas faire ce que je veux? » Mais l'accès de délire passé, la jeune fille n'eut pas le moindre souvenir de ce qu'elle avait fait; on le lui cacha, car elle aimait profondément sa mère et eût été très affectée d'apprendre qu'elle l'avait blessée.

Gowers rapporte un fait qui est encore plus curieux, tant il semble bien indiquer une préméditation et une intention formelles : « Un jeune épileptique, qui m'était très affectionné quand il allait bien, me prenait en aversion profonde dans l'excitation qui suivait ses accès. Un jour, on le trouva occupé, avec un autre malade, à confectionner une arme qu'il avait l'intention de cacher, pour m'en frapper au moment favorable. Lorsqu'il sortit de son état de trouble épileptique, il fut très

---

[1] ECHEVERRIA. — On epileptic violence (*Journal of mental Science,* april 1885).

étonné d'apprendre ce qu'il avait fait et me dit qu'il n'en avait
aucun souvenir, ce qui me parut être vrai. Le complot fait
avec un autre malade, le but déterminé dans lequel il fabri-
quait une arme mortelle, tout cela dans un état d'inconscience
épileptique; je ne l'aurais pas cru possible si je ne l'avais vu
moi-même. Supposons que cet épileptique n'eût pas été dans
un asile, supposons qu'un médecin, dans le cas de meurtre,
l'eût déclaré irresponsable, en affirmant qu'il avait été inconscient, avec quel dédain et quelle incrédulité certains juges
eussent-ils accueilli une telle déclaration (¹)! »

Comme exemple des situations dont nous nous occupons
en ce moment, prenons encore le fait suivant, rapporté par
M. Féré. « Depuis plusieurs années, dit celui-ci, je donne des
soins à un homme de cinquante ans, qui n'a que des accès
rares et reste capable de diriger une importante affaire indus-
trielle. Il lui arrive, chaque fois qu'il a son accès de jour, d'oublier une série d'actes accomplis en public, dans son bureau,
devant de nombreux employés ou ailleurs, actes qui sont parfaitement adaptés aux circonstances, qui ont souvent une
grande importance matérielle. Cette situation ne dure jamais
moins d'une demi-heure et a duré quelquefois jusqu'à une
heure (²). »

Il y a là, comme on le voit, des conditions intéressantes
dont il importe de tenir compte dans l'appréciation de l'état
mental des épileptiques : «Que l'état psychique antérieur soit
normal ou pathologique, dit à ce sujet M. Féré, l'influence de
l'ictus épileptique est la même, mais elle peut se manifester
sous deux formes. Dans l'une, le malade, après le choc, poursuit une idée préexistante ou continue un acte commencé,
met à exécution un projet récemment combiné, etc., etc.
La disposition mentale existante au moment de l'ictus n'est
pas interrompue, qu'elle consiste en idées raisonnables, se
rapportant à la profession, par exemple, ou en idées déraisonnables. Dans l'autre forme, l'ictus interrompt l'idée immédiatement préexistante ou l'acte commencé et détermine une
action qui est, ou bien la répétition d'une action identique
ancienne, ou bien l'exécution d'une idée antérieure. Le délire

(¹) GOWERS. — *Traité de l'épilepsie,* traduct. A. Carrier.
(²) FÉRÉ. — *Des épilepsies,* p. 85.

épileptique n'est, en somme, souvent que l'exécution automatique d'une idée préexistante, ou normale ou pathologique [1]. »

Notons une dernière particularité des actes épileptiques : c'est que lorsqu'il est entraîné à des accès de violence, le malade y déploie une force et une intensité de mouvement extraordinaires. Il agit comme s'il rencontrait devant lui une résistance extrême et se précipite comme entraîné par une poussée énergique. S'il commet un meurtre, il se rue sur sa victime et renouvelle même sur le cadavre des coups devenus inutiles; ou bien, après avoir massacré une personne, il se jette sur une autre et en frappe autant qu'il en rencontre. Quand il s'attaque aux objets, il les réduit en pièces en s'acharnant sur les débris. Dans les courses vagabondes, il marche devant lui, marche toujours, sans être arrêté par la fatigue ni les obstacles, et ses vêtements, surtout ses chaussures, portent les marques de l'activité dévorante de sa marche. On dirait que dans toutes ces circonstances sa vigueur se trouve inopinément centuplée.

VIII. — Diagnostic des impulsions irrésistibles des épileptiques.

La constatation de l'impulsion elle-même est une simple question de fait et la concordance des signes dont nous avons avons parlé permet d'en faire le diagnostic.

Ce qui est plus important et souvent plus délicat, c'est de savoir, abstraction faite des accidents convulsifs de l'épilepsie, si on a affaire à une impulsion épileptique et ne point la confondre avec les impulsions qui peuvent se présenter dans d'autres états morbides.

La connaissance des accidents convulsifs et des divers signes de l'épilepsie proprement dite est assurément le meilleur moyen d'établir la nature des troubles impulsifs qu'il s'agit de juger; mais il peut se faire que cette connaissance fasse défaut, soit qu'on ne puisse par soi-même constater les attaques, soit

(1) FÉRÉ. — *Des épilepsies*, p. 148

qu'il ne se trouve personne ou rien pour dévoiler leur existence.

En fait, c'est encore ici la double question ou de l'épilepsie
larvée ou de l'épilepsie méconnue qui revient sous une autre
forme. Mais, comme nous l'avons dit, peu importe qu'il n'y ait
pas d'épilepsie larvée, qu'il n'y ait que de l'épilepsie méconnue,
le problème à résoudre est toujours le même: il faut savoir
attribuer à l'épilepsie ce qui lui appartient et ne point se
tromper sur la nature des impulsions irrésistibles qui s'y
rattachent.

Il y a, avons-nous dit, deux situations différentes; celle des
impulsions qui se produisent au milieu de l'appareil de l'excitation maniaque, celles qui sont exemptes de cet appareil.

Les accès de manie furieuse impulsive épileptique ont une
physionomie caractéristique. En général, le délire y débute
brusquement; le malade, en peu d'instants, y est porté à des
tendances agressives, violentes, dans lesquelles il cherche à
atteindre ceux qui l'entourent ou à détruire les objets qui sont
à sa portée. C'est dans cet état que l'impulsion se produit, about-
tissant aux actes les plus graves, les plus terribles. Puis, après
une exaltation dont la durée est variable mais généralement
courte, de quelques heures à quelques jours, le malade se
calme rapidement, pour finir assez souvent par une phase de
stupeur et d'hébétude, à la suite de laquelle, comme sortant
d'un affreux sommeil, il se retrouve dans son état normal.

Ni la manie aiguë, ni le délire aigu, ni les formes maniaques
des intoxications, notamment de l'intoxication alcoolique, n'ont
des allures du même genre.

En ce qui concerne la manie aiguë, les apparences extérieures sont sensiblement différentes. M. Christian rappelle
que « quelle que soit la violence du délire, jamais l'agitation de
l'épileptique n'est franche, nette, comme celle du maniaque;
jamais on n'y rencontre cette exubérance, cette expansion,
cette gaîté même, qui accompagnent si fréquemment la manie.
Il y a toujours, chez l'épileptique, quelque chose de sombre,
de farouche; le malade est comme sous l'impression d'un
horrible cauchemar » (¹).

(¹) CHRISTIAN. — *Épilepsie*, p. 114.

La manie impulsive épileptique s'accompagne habituellement d'hallucinations terrifiantes obsédant le malade, qui expliquent son état de cauchemar et qui entretiennent son excitation. On rencontre des hallucinations analogues dans le délire alcoolique et dans certaines autres intoxications, notamment celles de la belladone et du datura. Mais habituellement le délire alcoolique est plus prolongé et ne se termine pas de la même manière que le délire épileptique; les hallucinations y affectent surtout la vue et le malade voit des animaux bizarres, des monstres effrayants, des hommes menaçants, genre de visions qui n'existe pas dans l'épilepsie, où c'est l'ouïe qui est le plus souvent affectée.

On rencontre, cependant, des formes de folie transitoire de nature impulsive, dues à l'intoxication alcoolique, dont le diagnostic, par rapport au délire de l'épileptique, peut présenter de réelles difficultés [1]. Cette sorte de folie transitoire alcoolique débute assez brusquement; les malades y sont pris d'impulsions subites, nullement motivées, principalement d'impulsions au suicide et à la violence; après l'accès ils tombent dans un état de prostration, de stupeur, d'hébétude et finalement ils reviennent à eux, n'ayant qu'un souvenir très confus des actes qu'ils ont pu commettre.

Malgré les apparences sensiblement identiques de ce délire impulsif et des impressions maniaques épileptiques, on pourra le reconnaître à ce fait que l'agitation du malade y est moins brutale que dans l'épilepsie, que l'impulsion y est moins brusque, moins entraînante; qu'elle est presque toujours déterminée par des hallucinations. En outre, alors que dans l'épilepsie on peut se trouver dans l'impossibilité de découvrir des troubles convulsifs, dans le délire transitoire alcoolique il sera toujours possible d'apprendre que le malade a fait, à une époque voisine de l'accès impulsif, des excès de boisson. Il ne faut pas oublier, en fin de compte, qu'il y a une épilepsie alcoolique, et qu'en pareil cas, ce qu'on serait quelquefois tenté d'attribuer à l'alcoolisme n'est peut-être que le fait de l'épilepsie elle-même.

Le diagnostic des impulsions irrésistibles exemptes de l'appa-

----

[1] Dagonet. — *Traité des maladies mentales*, p. 551. Paris, 1894.

reil d'excitation maniaque peut, lui aussi, être quelquefois difficile. Cependant ces impulsions présentent des signes intrinsèques en nombre suffisant pour qu'on puisse affirmer qu'ils ont une physionomie qui leur est propre.

Rappelons la définition que Morel, J. Falret, Billod, en ont donnée : « Un trouble purement mental, purement intellectuel, caractérisé par une impulsion ou des tendances impulsives subites, irrésistibles, commençant inopinément et finissant de même, avec perte de la mémoire des faits accomplis pendant la période d'impulsion ». Nous trouvons là un ensemble de signes qu'on ne trouve guère de la même façon dans aucun autre état morbide.

La brusquerie du début est en concordance avec la nature impulsive des actes, et cela mérite d'être pris en considération d'autant plus grande que la tendance impulsive se présente ici sous sa forme la plus nette et la plus instantanée. « Après la perte du souvenir, disait Billod, la disposition impulsive constitue un des signes les plus caractéristiques de l'état épileptique. Telle est même son importance à mes yeux qu'il pourrait suffire, en tout état de cause, à l'affirmation de la névrose épileptique ([1]) ».

Lasègue semble avoir eu la même opinion. Il constate que les épileptiques représentent l'expression la plus caractéristique des affections cérébrales impulsives, revenant par accès; que leurs crises cérébrales sont bien déterminées par l'instantanéité, l'inconscience, l'imprévu des attaques ([2]). Cette opinion se justifie par cette considération, dont M. Féré, comme nous l'avons vu, signale l'importance ([3]), que les équivalents psychiques sont d'une espèce identique aux accidents convulsifs. Dans un cas comme dans l'autre, le malade est inopinément frappé et précipité soit dans l'action, soit dans la convulsion.

La nature des actes, la répétition identique des accès, la similitude de leur évolution; tout cela encore, qu'il faut prendre en considération, est très significatif. Nous croyons y avoir suffisamment insisté précédemment, et nous nous bornerons à rappeler ici ces paroles de M. J. Falret : « Quand vous rencon-

---

([1]) *Annales médico-psychologiques*, 1873, 2ᵉ semestre, p. 229.
([2]) LASÈGUE. — Des délires par accès (*Études médicales*, p. 668. Paris, 1884).
([3]) FÉRÉ. — *Les épilepsies*, p. 141.

trez des actes isolés, violences, attentats à la pudeur, homicides, suicides, incendies, que rien ne semble avoir préparés, examinez attentivement et, si vous trouvez la perte de mémoire après l'accès terminé, la périodicité dans le retour des mêmes actes, la brièveté dans la durée, vous pouvez penser à une épilepsie larvée (¹) ».

Sans doute, on peut prendre isolément chacun des caractères attribués à l'accès d'impulsion épileptique et montrer qu'en soi ils n'ont rien de pathognomonique. Garimond, M. Christian l'ont fait et ont donné beaucoup de précision aux considérations qu'ils ont émises à ce sujet (²). Ainsi l'instantanéité, la rapidité, la violence des impulsions se voient chez des aliénés non épileptiques; la périodicité est propre à diverses formes d'aliénation mentale; et enfin, il y a bien des malades qui, leurs accès de délire passés, ne se souviennent pas de ce qui leur est advenu.

Mais, en réalité, cette sorte de dissection des symptômes n'empêche pas que, réunis, ils forment un tout bien homogène, que leur ensemble est démonstratif, permet de fixer l'opinion et d'asseoir un bon diagnostic.

La grande difficulté n'est pas, une fois les signes connus, d'affirmer l'existence de l'impulsion épileptique, elle est plutôt de constater ces signes eux-mêmes, et l'on conçoit bien que cela est d'une grande importance au point de vue de la médecine légale. En effet, de la découverte ou de l'omission d'un seul peut dépendre la possibilité de formuler un diagnostic d'où dépendra la conduite de la justice à l'égard d'un inculpé.

Or, ces signes sont fugaces; la rapidité de leur évolution peut empêcher de les saisir, les laisser passer inaperçus ou les faire mal interpréter; enfin, l'un d'eux, et des plus importants, la perte du souvenir, ne peut se déterminer que par le témoignage du principal intéressé : ce témoignage sera-t-il fidèle, certain, authenthique?

Le médecin doit ici faire appel à tout son savoir et à toute

______

(¹) *Annales médico-psychologiques,* 1873, 2ᵉ semestre, p. 162.
(²) GARIMOND. — Contribution a l'histoire de l'épilepsie (*Annales médico-psychologiques,* 1878, 1ᵉʳ semestre.
CHRISTIAN. — *Épilepsie.*

sa prudence. Il doit n'accueillir comme valable que ce qui lui paraît absolument évident; il doit ne tenir compte de tout ce qui lui est indiqué que si la précision en est absolue; ce qui n'empêche pas qu'il ne doive, par une investigation attentive, chercher à provoquer la découverte de particularités auxquelles on ne songerait pas s'il ne mettait sur la voie de le faire et qui peuvent lui être utiles. Il doit concilier les droits de la clinique avec les devoirs de l'application médico-légale. Or, en clinique, il faut savoir marcher de l'avant et pratiquer avec quelque hardiesse la méthode d'induction; mais, en médecine légale, il faut ne se prononcer que sur des faits réellement tangibles et dont l'interprétation ne soit nullement hypothétique. Cependant, ces deux manières de faire ne sont point exclusives l'une de l'autre et, à l'occasion, se complètent avantageusement.

Si l'ensemble des signes propres à l'impulsion épileptique calme est assez complet, il y a peu à craindre qu'ils se laissent confondre avec des impulsions appartenant à d'autres états morbides.

L'inconscience, ou mieux l'amnésie, étant partie de cet ensemble symptomatique, on ne risque pas d'établir la confusion avec des impulsions ayant les mêmes apparences, mais où le malade conserverait intact le souvenir de ce qui lui est arrivé. Si les progrès de la science amenaient à reconnaître qu'il faut réellement rattacher à l'épilepsie certains cas d'impulsion entièrement consciente, si les données dont MM. Lemoine et Hennocq ont fait l'étude venaient à se trouver applicables à d'autres états d'épilepsie, il n'en resterait pas moins certain que cette amnésie est d'une grande valeur diagnostique dans les cas où elle se rencontre.

Les impulsions irrésistibles qui, dans certains cas, ressemblent le plus à celles des épileptiques sont celles des hystériques, notamment celles qui se présentent sous la forme du vagabondage, des fugues irrésistibles. Il est important de ne pas les confondre. M. Félix Voisin est un des premiers qui aient étudié les moyens de le faire (¹); les éléments de diag-

(¹) FÉLIX VOISIN. — Fugues inconscientes chez les hystériques (*Comptes rendus du Congrès de Médecine mentale,* Paris, 1888).

nostic différentiel qu'il a su reconnaître ont été complétés ou précisés par divers observateurs, notamment par MM. Régis, Tissié, Géhin, dont nous avons déjà mentionné les importants travaux sur ce sujet. M. Régis, en une page d'une grande netteté, a établi avec précision les caractères distinctifs de ces deux variétés d'impulsions vagabondes (¹). Il montre que, dans l'épilepsie, l'entraînement est absolument automatique, tandis que, dans l'hystérie au contraire, le sujet est véritablement en état de somnambulisme. « Chez celui-ci, l'idée du voyage à accomplir répond souvent à un désir ou même à un besoin impérieux qui se manifeste et réagit spontanément durant le sommeil nerveux, et le malade l'exécute d'une manière presque normale.... D'autre part, l'amnésie de la fugue, bien que constante, n'est pas aussi profonde et aussi absolue que dans l'épilepsie, et des débris de la scène surnagent dans les souvenirs. »

En outre, il y a ce fait d'une grande importance, c'est que, chez l'hystérique, le sommeil hypnotique permet de faire revivre avec précision toutes les phases de l'accès de vagabondage ; le malade récupère alors le souvenir de son accès et le raconte dans tous ses détails, pour retomber, au réveil, dans l'amnésie antécédente. L'épileptique, au contraire, qui d'ailleurs est assez rebelle au sommeil artificiel, ne se rappelle absolument rien, alors même qu'on parvient à l'y plonger.

M. Géhin, d'autre part, fait remarquer, en ce qui concerne les crises de courte durée, que chez l'hystérique elles surviennent après un certain nombre de prodromes, et se terminent soit par un sommeil naturel, soit par un retour tranquille à la connaissance ; tandis que, chez l'épileptique, la crise survient brusquement et la terminaison de l'accès se fait avec stertor et avec une hébétude plus ou moins prolongée. En ce qui concerne les accès de longue durée, qui persistent plusieurs heures ou plusieurs jours, chez l'hystérique, tous les actes sont méthodiques et dans une coordination parfaite ; tandis que les épileptiques ne coordonnent pas leurs mouvements d'une manière aussi régulière. On les voit errer sans but, allant de droite et de gauche, s'emparant des objets qui sont à portée de leur main, et renversant souvent personnes ou choses, tout ce qui

(¹) Régis. — Automatisme ambulatoire hystérique (*Journal de Médecine de Bordeaux*, 1893).

leur fait obstacle. Si l'épileptique, dans sa crise, entreprend un travail qu'il ait déjà fait, il y met beaucoup moins de suite et de régularité que l'hystérique.

Les dégénérés, eux aussi, ont parfois des impulsions au vagabondage (dromomanie de Régis et Dubourdieu); mais chez eux l'inconscience est tout à fait rare; le souvenir des crises persiste et, en tout cas, leur manière d'être, dans l'intervalle des crises, est bien différente de celle des épileptiques; à quelque moment qu'on les prenne, ils se montrent ce qu'ils sont réellement.

Tout récemment, M. Ch. Berger a publié (¹) des observations vraiment curieuses d'accès de vagabondage chez des individus atteints de paralysie générale; accès qui surviennent surtout à la période prodromique de la maladie et dont la connaissance peut, à l'occasion, permettre d'établir de bonne heure un diagnostic; mais les caractères d'incohérence qui marquent les actes des paralytiques, la semi-conscience qui persiste, empêchent qu'il puisse y avoir confusion avec les impulsions des épileptiques.

IX. — Applications médico-légales.

D'après la loi française, qui à cet égard est une des plus simples et des mieux conçues qui existent, tout individu dont la volonté n'est plus libre doit être considéré comme irresponsable de ses actes.

C'est donc de là qu'il faut partir pour examiner quels sont, en matière de crimes et de délits, les rapports de l'épilepsie impulsive avec la loi pénale.

Nous avons ici à nous occuper de deux conditions différentes; l'une a trait aux impulsions irrésistibles, qui ont fait l'objet principal de notre étude; l'autre, dont il nous paraît utile de nous occuper également, concerne cette disposition spéciale dont nous avons parlé en commençant, cette spontanéité impulsive propre aux épileptiques, qui est bien différente des impulsions proprement dites, mais à propos de laquelle

---

(¹) CH. BERGER. — Des fugues dans la paralysie générale (*Archives cliniques de Bordeaux*, janvier 1895).

cependant peut se poser la question de responsabilité des actes.

La détermination de la responsabilité dans ces conditions diverses a été l'objet de bien des travaux; les sociétés savantes qui avaient qualité pour le faire, la Société médico-psychologique en 1873, la Société de Médecine légale en 1875, y ont consacré d'importantes discussions. Ces discussions, ces travaux méritent tous d'être consultés et on ne doit pas manquer de s'y reporter si on veut pénétrer à fond le sujet qui nous occupe.

L'un des premiers, sinon même le premier, M. J. Falret a présenté sur la médecine légale des épileptiques un ensemble de considérations formant une vraie doctrine (¹), et il l'a fait d'une manière si magistrale que son travail a été le guide de tous ceux qui sont venus après lui; il a servi de guide même aux discussions dont nous venons de parler, où les orateurs ne trouvaient souvent rien de mieux à faire que d'en citer de longs passages. Dans ce que nous aurons à dire nous-même, nous nous laisserons aussi beaucoup guider par lui.

Quelqu'un a dit qu'en médecine légale il n'y avait point de maladies, mais seulement des malades. Cela est vrai des épileptiques comme des autres. Quand il est chargé par la justice de rechercher si un individu, inculpé d'un délit ou d'un crime, doit être considéré comme irresponsable de ses actes, le médecin doit sans doute déterminer si cet individu est atteint d'une maladie susceptible de lui ôter la responsabilité; mais, pour bien remplir son mandat, il doit préciser avant tout si cette maladie, au moment où tel acte a été accompli, agissait sur l'individu, oblitérait son intelligence ou annihilait sa volonté. C'est en cela qu'il faut, pour un moment donné, s'occuper du malade avant de s'occuper de sa maladie. C'est ce qu'en excellents termes, M. Motet exprimait en 1875 devant la Société de Médecine légale : « S'il est vrai, disait-il, qu'en médecine légale, on ne puisse faire un pas sans être soutenu par des notions acquises, résultat de l'expérience clinique, il n'est pas moins vrai que chaque cas particulier doit être envisagé individuellement, sans parti pris, avec une indépendance absolue;

____

(¹) J. FALRET. — *État mental des épileptiques*, 1860.

quand nous l'avons soumis à une appréciation sévère, rigoureuse, c'est seulement alors que nous sommes en droit de le
rattacher à des formes connues ; c'est seulement alors que nos
convictions peuvent passer dans l'esprit des magistrats que
nous sommes chargés d'éclairer. Procéder autrement c'est
prêter le flanc à de légitimes attaques (1). »

Mais ici nous ne sommes pas en présence des individus ;
nous ne pouvons que considérer l'état morbide d'une manière
générale, et nous avons à rechercher ce qui, par rapport aux
impulsions ou à l'état impulsif, permet de déterminer l'irresponsabilité des épileptiques.

En ce qui concerne les impulsions irrésistibles proprement
dites, la difficulté réside surtout dans le diagnostic qu'il s'agit
d'en faire, diagnostic qui consiste non seulement à constater
l'impulsion, mais à éliminer toutes les particularités qui
seraient de nature à laisser planer un doute à son sujet. Ce
diagnostic fait, les conséquences se déduisent presque d'elles-
mêmes. Peu importe, d'ailleurs, l'opinion qu'on peut avoir au
sujet de l'épilepsie dite *larvée*, de son existence ou de sa non-
existence et de la concordance plus ou moins habituelle des
troubles convulsifs avec les perturbations mentales qui relèvent
de l'épilepsie. L'important est de savoir si ces perturbations
mentales sont réelles et si elles empêchent l'exercice normal
de la volonté. L'épilepsie, ainsi envisagée, n'est plus qu'une
des formes de l'aliénation mentale ; l'épileptique impulsif est
un véritable aliéné et il doit être traité comme tel.

La tâche du médecin en pareil cas n'en est pas moins très
délicate. Il doit ne poser son diagnostic qu'après s'être entouré
de tous les éléments possibles de certitude. Il doit se défier
des renseignements qui lui sont donnés, d'autant plus que
parfois c'est par eux, plutôt que par ses constatations directes,
qu'il devra juger la situation. Il ne doit pas s'en rapporter à
quelques affirmations plus ou moins intéressées, à des dires
qui, émanant d'ordinaire de celui qui est mis en cause, devront
a priori être tenus pour suspects. En parlant ainsi, nous
avons surtout en vue l'amnésie qui, dans la plupart des cas,
n'est indiquée que par l'individu lui-même, et qui cependant

---

¹ *Annales d'Hygiène et de Médecine légale,* 1875, t. XLIV, p. 420.

est un des meilleurs signes caractéristiques de l'épilepsie
impulsive. Mais lorsque, dans l'étude d'un fait, tout semble
concourir pour établir la réalité d'une vraie impulsion irrésistible, il n'y a plus qu'à en affirmer l'existence.

Dans cette étude du fait et de ses circonstances, il y a plusieurs particularités dont il faut tenir compte, et qui, si elles
n'étaient pas appréciées à leur juste valeur, pourraient conduire à des erreurs formelles. Nous les avons déjà signalées
quand nous avons fait la seméiologie des impulsions irrésistibles. Mais, dans l'appréciation médico-légale des actes des
épileptiques impulsifs, elles ont une si grande importance que
nous croyons devoir y insister et les mettre en relief à l'aide
de nouveaux exemples.

Et, tout d'abord, il ne faut pas prendre à la lettre la dénomination d'*actes inconscients* appliquée aux actes accomplis
pendant la phase impulsive. Comme nous l'avons vu, ce qui
est important, c'est que, l'accès passé, l'impulsif en ait perdu
le souvenir ou du moins que, dans certains cas, il n'en ait
plus qu'une notion vague et incertaine. Laissons hors de
question les cas de conservation simultanée de la conscience
et du souvenir. Ils ne sont pas encore assez étudiés pour qu'il
faille les mettre en cause. Mais en ce qui concerne la conservation de la connaissance, que, dans le cours même de l'accès
le malade agisse ou paraisse agir comme s'il était réellement
conscient, cela ne voudra pas dire qu'il n'est pas en état d'impulsion irrésistible. Une situation de ce genre se présente
non seulement dans les impulsions automatiques calmes,
comme les impulsions au vagabondage, mais aussi dans les
impulsions de la manie furieuse où, à certains moments, les
malades paraissent revenir à la réalité, répondent aux questions
qu'on leur pose, reconnaissent leurs interlocuteurs, et parfois
même manifestent quelque étonnement de la situation où ils
se trouvent. Ce qui n'empêche pas que, l'accès passé, ils
n'aient plus souvenir de rien, pas plus des paroles raisonnables que des actes déraisonnables. « Le malade, dit M. J. Falret,
prononce des paroles ou se livre à des actes qui pourraient
faire douter de la nature réellement épileptique de son accès
et faire attribuer aux actes accomplis au milieu de cet état

tout particulier du système nerveux un caractère de liberté et de volonté morale qu'ils ne possèdent à aucun titre. » Et plus loin : « Le malade, à certains moments, paraît complètement revenu à lui-même; il entre en conversation avec les personnes qui l'entourent, il se livre à des actes qui paraissent commandés par sa volonté; il semble, en un mot, rentré dans son état normal. » Mais, malgré ces manifestations de raison, l'épileptique impulsif ne peut pas, ne doit pas être considéré comme responsable de ses actes.

Une autre particularité est relative aux mobiles des actes des épileptiques en état d'impulsion. On s'accorde à reconnaître qu'une des choses qui d'ordinaire caractérisent le mieux ces actes, c'est qu'ils sont accomplis sans motif ou qu'ils sont en complet désaccord avec les antécédents, les habitudes, la conduite et les mœurs de celui qui les a commis. Cela est vrai de la généralité d'entre eux, et lorsqu'on se trouve en présence d'un crime ou d'un délit que rien ne justifie, derrière lequel on ne voit ni l'intérêt, ni aucune passion, on a déjà de bonnes raisons de penser qu'il a été accompli d'une manière inconsciente ou irrésistible. Mais il n'en est pas toujours ainsi, et, derrière les actes dont nous nous occupons, on peut, dans certaines circonstances, trouver des apparences de motifs ou les marques de la préméditation.

Il est, par exemple, des malades qui, entrés dans une phase d'impulsion, y continuent les actes qu'ils étaient en train de faire et agissent comme ils le faisaient avant le début de l'accès impulsif. Si, dans ces conditions, ils viennent à commettre un acte répréhensible, on pourrait être tenté de croire que cela a été fait en connaissance de cause. Une femme, dont parle M. Magnan, qui était sujette à des accès d'épilepsie, à des vertiges, avait un jour, en faisant sa chambre et en arrangeant son lit, replié son matelas du côté de la tête du lit et avait déposé son petit enfant sur l'autre moitié restée libre; puis, prise d'un vertige, elle avait, sans s'en rendre compte, rabattu le matelas sur l'enfant, qu'elle avait ainsi asphyxié. Quand on entra dans sa chambre, on la trouva debout, immobile, ne proférant aucune parole (¹). Si on l'avait surprise autrement,

____

(¹) MAGNAN. — *Leçons cliniques sur l'épilepsie*, p. 37.

n'aurait-on pas été en droit de croire qu'elle avait volontairement ainsi fait périr son enfant? Internée à Sainte-Anne, elle
ignora toujours dans quelles conditions son enfant était mort.
C'est dans des situations du même genre que des épileptiques
commettent sur eux des mutilations et font des choses qui leur
sont nuisibles, mais qu'on pourrait supposer intentionnelles.
Nous parlerons plus loin d'un épileptique, observé par
MM. Rousselin et Foville, qui, comptable dans une administration importante, avait à maintes reprises fait à des personnes
indélicates des paiements supérieurs à ce qui leur était dû et
avait perdu ainsi des sommes importantes.

Dans d'autres cas, qui sont encore plus spécieux que les
précédents, les impulsifs accomplissent des actes qui sont en
rapport avec des idées qui avaient précédemment occupé leur
intelligence et en vertu desquelles ils semblent agir. Ils se
trouvent tout à fait dans les conditions matérielles de la préméditation, car la direction donnée à leurs actes est conforme à
des idées, à des intentions qu'ils ont pu avoir, mais dont
cependant la réalisation se fait sans la participation de leur
volonté. Que, par exemple, un épileptique, dans un accès
impulsif, se livre à des voies de fait, à une agression homicide
contre un ennemi personnel, à l'égard duquel il aura pu avoir
des idées de vengeance, la préméditation peut sembler évidente, alors qu'en réalité elle n'existe pas. M. Legroux en a
rapporté, d'après Lasègue, un exemple intéressant. C'est
l'histoire d'un jeune homme qui avait contre celui-ci une certaine antipathie, parce que ses conseils avaient plusieurs fois
fait prendre des mesures qui contrecarraient les désirs du
malade. Un jour, conduit par sa mère, le jeune homme vient
consulter Lasègue. Pendant la consultation, il est pris d'une
attaque d'épilepsie et tombe; mais, à peine les convulsions
finies, il se traîne jusque vers les jambes du médecin qui était
près de lui et cherche à le mordre, et partout où le médecin
se réfugiait, observant avec intérêt les phases de ce délire
impulsif, partout le malade, marchant à quatre pattes, le
pourchassait, la mâchoire ouverte et prête à se refermer sur
l'objet de sa haine. L'accès terminé, le malade n'avait plus
conscience de son acte, qu'il n'eût pas osé faire en état de
raison, tant par sentiment des convenances que par peur d'une

réprimande. De cet acte de méchanceté, qui répondait bien à
des sentiments avérés du jeune homme, à un acte de meurtre,
la distance est facile à franchir, et alors on peut retrouver un
mobile plus ou moins plausible au crime commis ([1]).

Le suicide peut être accompli dans des conditions du même
genre. M. Magnan en rapporte plusieurs exemples. L'impulsif
arrive alors à réaliser involontairement ou inconsciemment un
acte auquel il avait pensé, mais que cependant la volonté, en
dehors de l'état d'impulsion, ne l'avait point amené à réaliser.
Ce qui est vrai de la vengeance à l'égard des attentats contre
autrui, peut l'être de tout autre état de passion, jalousie,
haine, etc., et un crime inconscient peut, d'après les circonstances extérieures, avoir dès lors toutes les apparences d'un
crime passionnel.

Dans ce même ordre d'idées, nous devons encore signaler
des cas sur lesquels M. Féré appelle l'attention et qui, bien
qu'ils soient plus rares que les précédents, ne doivent cependant pas être négligés.

Il se rencontre des épileptiques que le choc impulsif amène
à regarder comme réalisées des idées qu'ils avaient avant leur
accès. Il est facile de comprendre quelles conséquences graves
peut avoir une disposition de ce genre. Ces épileptiques peuvent ainsi être amenés à formuler contre autrui des imputa-
tions fausses, mensongères, à dire qu'ils ont été témoins de faits
en réalité absolument imaginaires, mais qui pour eux sont tout
à fait vrais; à faire, dans les mêmes conditions, des dénon-
ciations qui peuvent en imposer à autrui. M. Féré en cite un
exemple qui est à la fois amusant et significatif. Un épileptique
qui venait d'avoir un accès, fouille précipitamment dans ses
poches et n'y trouvant pas ce qu'il cherchait, accuse deux
camarades qui venaient de le secourir, de lui avoir volé son
porte-monnaie. Or, on savait parfaitement qu'il n'avait ni argent
ni porte-monnaie. Il finit par avouer qu'au moment où il avait
été pris de son accès, il était lui-même entrain d'allonger la
main pour prendre le porte-monnaie d'un autre camarade.
Sous l'influence de l'excitation impulsive, son idée avait pris
une intensité particulière et avait transformé dans son esprit la

____

([1]) *Annales d'Hygiène et de Médecine légale*, 1875, t. XLIV, p. 22.

conception qu'il s'en était faite (¹). M. Féré cite encore, d'après M. Desfossés (²), le cas analogue d'un épileptique qui, accusé d'abus de confiance par son associé, se lève brusquement pour le frapper, quand il est arrêté par une attaque. Le lendemain il avait la conviction d'avoir tué son accusateur. Ces faits montrent qu'il faut accueillir avec prudence les allégations émises par les épileptiques à la suite de leurs crises et que, notamment, un témoignage produit dans de telles circonstances serait éminemment suspect.

Signalons enfin, toujours avec M. Féré, le cas de ces malades qui, sachant qu'ils sont épileptiques et arrivant à comprendre ce qu'ils font dans leurs accès impulsifs, préfèrent endosser la responsabilité de leurs actes plutôt que de laisser connaître ou d'avouer leur maladie convulsive. « Si l'on est souvent, dit M. Féré, frappé de l'étonnement et de l'incrédulité de l'épileptique que l'on met en présence de l'acte qu'il a commis pendant un paroxysme psychique, il ne faut pas croire que son ignorance soit toujours aussi absolue, qu'il n'a jamais connaissance des faits et gestes accomplis pendant l'accès... Il peut arriver que cet épileptique se prenne pour ainsi dire en flagrant délit, lorsque dans une fugue inconsciente il reprend connaissance loin de l'endroit où il se rendait; il comprend bien que c'est lui qui est venu; il ignore comment cela se fait, mais il ne doute pas. Parfois il se réveillera l'instrument du crime à la main ou tellement entouré de pièces à conviction qu'il lui soit impossible de ne pas reconnaître que c'est lui l'auteur de l'acte. Dans ces circonstances, il arrive que l'épileptique humilié reconnaisse son acte sans chercher à l'expliquer ou à en atténuer les conséquences (³). » D'autres fois, les épileptiques se comportent de la même manière par résignation. Comme dit M. Féré, ils se soumettent à la fatalité, et ce fanatisme leur fait chercher des raisons pour expliquer leurs actes inconscients. Il peut arriver d'ailleurs que ces raisons elles-mêmes soient produites machinalement, sans réflexion, presque d'une manière inconsciente.

(¹) FÉRÉ. — *Des épilepsies*, p. 140
(²) DESFOSSÉS. — *Essai sur les troubles des sens et de l'intelligence causés par l'épilepsie*, th. de Paris, 1878, p. 35.
(³) FÉRÉ. — *Des épilepsies*, p. 144.

Dans toutes les éventualités que nous venons d'envisager, l'épileptique est essentiellement irresponsable de ses actes. A cela, il n'y a pas le moindre doute et la chose n'est, que nous sachions, contestée actuellement par personne.

Mais en dehors des accès impulsifs proprement dits, quelle opinion faut-il se faire de la responsabilité des épileptiques? A cet égard des avis extrêmes ont été émis. Les uns prétendent que jamais ces malades ne sont responsables d'aucuns de leurs actes, que leur maladie équivaut en quelque sorte pour eux à un brevet d'aliénation mentale et que, dans l'espèce, folie et épilepsie sont deux termes à peu près synonymes. Les autres limitent strictement à la durée de l'accès impulsif le droit à l'irresponsabilité. Il fut un temps où, comme nous l'apprend M. J. Falret, « lorsqu'un acte violent, justiciable des tribunaux, était commis par un épileptique, les magistrats regardaient tout au plus sa maladie comme une circonstance atténuante en sa faveur et ils le condamnaient dans la pensée que la maladie convulsive ne pouvait être une cause suffisante pour entraver la liberté morale ([1]). »

Ces deux manières de concevoir les choses ont toutes deux quelque chose d'exagéré, de trop absolu.

Nous aurons tout à l'heure à faire l'application des données que nous avons établies au début de notre étude et d'après lesquelles, en certaines circonstances et en dehors des accès d'impulsion proprement dite, les épileptiques ont en eux-mêmes, dans leur maladie, des causes d'irresponsabilité.

Mais, sous réserve de ces causes, il faut reconnaître qu'en principe tout épileptique est responsable de ses actes. L'épilepsie est une maladie nerveuse, au même titre que l'hystérie; elle peut donner lieu à des accidents qui ôtent à un individu son libre arbitre; mais elle peut tout aussi bien le laisser entièrement sain d'esprit. Pour s'en convaincre, il n'y a qu'à examiner un certain nombre d'épileptiques et l'on trouve que la plupart d'entre eux n'ont réellement rien d'anormal dans leurs facultés mentales; en dehors de leurs crises convulsives, leur intelligence fonctionne comme celle de gens indemnes de toute maladie nerveuse. Par conséquent, quels que soient les

---

([1]) J. FALRET. — *État mental des épileptiques.*

actes coupables dont ils peuvent avoir à rendre compte, attentats, violences, vols, détournements, outrages à la pudeur, etc., on doit, le cas échéant, chercher s'ils ont été commis, soit dans une phase d'impulsion, soit dans quelque état équivalent, et ne réclamer l'irresponsabilité que pour ceux qui relèvent de conditions de ce genre. Cela revient à dire qu'un épileptique n'est irresponsable que s'il se trouve, soit momentanément, soit d'une manière habituelle, dans un état d'aliénation mentale. C'est de cette manière que l'ont compris J. Falret, Tardieu, Lasègue, Foville, Christian, Vallon et beaucoup d'autres, et leur opinion est certainement la plus judicieuse et la plus conforme aux notions les plus sages sur l'irresponsabilité des actes. En dehors de cette condition, l'épileptique sain d'esprit est responsable de tout ce qu'il fait, de telle sorte qu'un même individu peut, suivant les temps, se trouver responsable ou irresponsable.

Comme exemple des distinctions à faire en pareil cas, que l'on prenne, si l'on veut bien, l'histoire racontée par Legroux, d'un individu que Lasègue eut à examiner. Cet individu était sujet à des vertiges dans lesquels il commettait des actes délictueux, vol et vagabondage; mais il avait aussi, en dehors de toute influence d'accès vertigineux, commis sciemment des escroqueries nombreuses. Lasègue déclara qu'il y avait lieu de lui imputer la responsabilité de ces derniers délits, mais non des autres [1].

Tout récemment, M. Vallon a rapporté d'une manière détaillée et fort intéressante l'histoire d'un de ces épileptiques pervers, comme on en voit souvent, qui était sournois, menteur, querelleur, voleur. Il était sujet à des accès de délire qui revêtaient la forme de l'agitation maniaque avec hallucinations terrifiantes, anxiété, tendances désordonnées et, pour ce motif, les magistrats, à la suite d'une imputation de vol qui pesait sur lui, étaient disposés à le regarder comme irresponsable. Après un examen long et attentif, M. Vallon reconnut que le vol en question avait été commis volontairement, en état de réelle conscience, en dehors de toute impulsion, que l'individu s'en souvenait très bien; il déclara donc celui-ci responsable.

[1] *Annales d'Hygiène publique et de Médecine légale*, 1875, t. XLIII, p. 224.

En rapportant ce fait, M. Vallon commence par émettre des considérations si bien appropriées au sujet qui nous occupe en ce moment, qu'il est à propos de les reproduire ici : « Quelques médecins, dit-il, ont trouvé un moyen bien simple de résoudre une fois pour toutes la question de la responsabilité des épileptiques ; ils ont posé en principe que la seule constatation de l'épilepsie chez un inculpé doit suffire pour le faire considérer comme n'ayant pas joui de la plénitude de sa liberté morale dans l'accomplissement de l'acte dont il s'est rendu coupable et, par suite, le faire absoudre. Une pareille doctrine est sans doute fort commode pour le médecin expert ; mais on voit tout de suite combien sa mise en pratique serait dangereuse pour la société. Étendre la sphère de l'irresponsabilité morbide au point de déclarer tous les épileptiques irresponsables de tous leurs actes, ce serait donner à une catégorie malheureusement nombreuse d'individus le droit de commettre tous les délits et tous les crimes sans avoir jamais à en rendre compte à la justice. Une semblable opinion n'est pas admissible ; pour mon compte, je la repousse de toutes mes forces. Une fois entré dans cette voie de l'irresponsabilité absolue de l'épileptique, il n'y aurait plus de raison de s'arrêter ; après l'épilepsie, ce serait l'hystérie qui conférerait l'immunité devant la loi ; puis viendrait le tour de la neurasthénie ; on pourrait aller ainsi jusqu'à la migraine. Il s'en faut, en réalité, que les épileptiques soient toujours inconscients de ce qu'ils font...., parfois ils agissent avec réflexion et en toute connaissance de cause ; l'irresponsabilité dans l'épilepsie n'est donc pas une ; elle varie suivant les individus et, chez le même individu, suivant les moments [1]. »

En général, la distinction que les aliénistes établissent de la manière que nous venons d'indiquer est admise aussi par la justice. Cependant, voici un fait intéressant, dont nous avons déjà dit un mot, qui a été publié par Rousselin et Foville, où il n'en a pas été de même et où, conformément à la doctrine soutenue par le ministère public devant les assises, un individu fut exonéré de la responsabilité de certains faits, parce qu'ils étaient en connexion intime avec d'autres dont il était irres-

---

[1] VALLON. — De la responsabilité des épileptiques (*Annales d'Hygiène publique et de Médecine légale*, mai 1893).

ponsable. Il s'agissait d'un comptable qui était accusé de détournements, de faux et d'usage de faux. Les faits étaient liés l'un à l'autre, puisque les faux avaient eu pour but de dissimuler les détournements. L'analyse clinique de l'affaire fit reconnaître que l'accusé avait commis ses détournements en état de mal épileptique et que, par conséquent, il en était irresponsable, tandis qu'il était conscient et bien responsable de tout le reste. Cet individu était depuis plus de vingt ans caissier à la recette principale des contributions directes dans une grande ville. Ses chefs le considéraient comme un homme honorable et avaient toute confiance en lui. Des sommes importantes, environ trente millions, lui passaient chaque année par les mains. Un jour, cet homme avoua spontanément qu'une somme d'environ vingt mille francs manquait à sa caisse, somme qui s'était accrue progressivement depuis plus de dix ans, et que, depuis le même temps, il avait fait une série de faux pour dissimuler ce déficit. Mais il ajoutait que jamais il n'avait détourné un sou à son profit et qu'il ne pouvait s'expliquer comment s'étaient produits ces déficits progressifs. Au moment de le faire passer en jugement, on apprit que depuis longtemps il était épileptique et l'on soupçonna que peut-être sa maladie n'était pas étrangère à ses actes. Son récit, lorsqu'il affirmait qu'il ne s'était jamais rien approprié, paraissait d'ailleurs sincère; il ne comprenait pas ses déficits, se demandant s'il ne faisait pas d'erreurs à son détriment ou si on ne le volait pas. Une étude attentive, non seulement par examen direct, mais aussi par témoignages nombreux et certains, permit de reconnaître, en effet, l'existence d'une épilepsie ancienne, se manifestant par des attaques convulsives, quelquefois suivies de trouble mental transitoire, et par des vertiges diurnes assez fréquents, également suivis d'accès d'inconscience momentanée. D'après les témoignages, on comprit que c'était dans ces moments d'inconscience que l'inculpé commettait des erreurs dans la manipulation de ses fonds; il payait évidemment des sommes plus fortes qu'il n'eût dû le faire. Une fois revenu à lui, il trouvait ses déficits en faisant sa caisse, et c'est alors qu'en connaissance de cause, d'une manière consciente et raisonnée, il s'appliquait à les dissimuler par des faux. Les médecins, en conséquence, déclaraient qu'au point de vue médical l'inculpé était responsable de ses faux, mais irresponsable de ses détournements.

Le ministère public, après avoir rendu hommage au concours apporté à la justice dans cette affaire par les médecins experts, déclara qu'il s'en rapportait à leur appréciation sur le premier chef d'accusation, celui des détournements. Quant aux faux et à l'usage de faux, il déclara que, si la distinction faite par eux lui paraissait juste au point de vue moral, elle ne pouvait pas entraîner de conséquences pénales pour l'accusé. Le faux, en effet, ne fait peser de responsabilité légale qu'en raison du préjudice qu'il cause à autrui et, dans l'espèce, l'inconscience par suite de maladie étant reconnue pour les détournements, la justice n'avait pas de recours à exercer contre les moyens employés dans le but de les dissimuler. Le ministère public, à cause de cela, renonçait donc à soutenir les poursuites et invita le jury à déclarer l'inculpé non coupable; ce qui fut fait.

Le cas est curieux. Nous n'avons pas à apprécier la solution juridique qui fut donnée à cette affaire. Mais, au point de vue médical, la distinction faite par les experts était aussi juste qu'elle l'est au point de vue moral, et c'est d'après des règles de ce genre que l'on doit apprécier les différents actes des épileptiques, soit au temps de leurs attaques impulsives, soit en dehors de ces attaques, quand leur esprit n'est pas troublé par d'autres altérations mentales.

Un dernier point nous reste à examiner. Nous avons vu que ce qui établit d'une manière indiscutable l'irresponsabilité des épileptiques, c'est l'impulsion irrésistible et qu'un des signes les plus importants de cette dernière, c'est l'inconscience. Mais, d'autre part, nous avons reconnu, en commençant cette étude, que chez les épileptiques il y a une sorte de spontanéité impulsive qui se trahit en maintes circonstances, qui se traduit surtout par une grande irritabilité, par des violences de caractère, et qui, sans qu'il y ait inconscience ou amnésie, met souvent le malade dans un état où il ne se possède réellement plus. Il peut arriver ainsi qu'un épileptique se laisse aller à des colères excessives, à des emportements irréfléchis, sous l'influence desquels il pourra commettre des violences ou

d'autres actes du même genre. Ces dispositions se manifestent
de telle sorte que l'individu en arrive à être véritablement
dans des conditions identiques à celles de l'épileptique impulsif qui a agi dans l'inconscience. Et, néanmoins, il est alors
vraiment conscient, il a plus ou moins la connaissance et le
souvenir de ses actes. Mais toutefois sa volonté se trouve
réellement impuissante à refréner les emportements qui l'en-
traînent; il subit d'une manière absolue l'influence de son
tempérament d'épileptique ou, pour mieux dire, de sa
maladie. Dans ce cas, à notre avis, il doit être déclaré irresponsable de tous les actes qui sont la conséquence directe de
cette sorte d'impulsion; car, s'il a été entraîné alors à faire
quelque chose de délictueux, de nuisible, c'est en malade qu'il
l'a été; s'il n'avait pas eu le tempérament épileptique, la
même chose aurait pu ne pas se produire. C'est conformément
à ces données que nous sommes arrivé à formuler des conclusions d'irresponsabilité dans une affaire dont l'examen nous a
été récemment confié par la justice.

Voici quel était le cas :

X... est épileptique depuis une douzaine d'années; ses
crises sont fréquentes et, à un certain moment, il en a eu
jusqu'à sept à huit par jour. Depuis lors, il est extrêmement
irritable; à tout propos, il s'emporte en colères terribles contre sa femme, qu'il menace de tuer, contre ses enfants, qu'il
brutalise, quoiqu'il les aime beaucoup. Sa fille aînée, âgée de
douze ans, a grand'peur de lui et il est arrivé qu'elle n'osait
pas rentrer à la maison par crainte de ses violences, dont
l'explosion est absolument soudaine.

Cet homme habite la même maison que son propriétaire; il
a contre celui-ci une animosité particulière, ayant eu avec lui
des difficultés d'argent. Le propriétaire, de son côté, est un
individu calme, nullement agressif; on le représente même
comme tout à fait pusillanime et poltron.

Un soir, X... venait de se coucher et commençait à s'endormir, lorsqu'il fut réveillé par une discussion survenue dans
le ménage de son voisin. De sa chambre, X... se met à invectiver celui-ci, s'imaginant que c'est à lui qu'on en veut. Sa
femme réussit à le calmer et il se rendort. Mais à ce moment,
une marchande à qui il était dû quelque chose vient frapper à

la porte, demandant à être payée. X... s'éveille de nouveau,
accueille fort mal cette femme, avec laquelle il engage un
colloque à travers la porte et l'invite à revenir le lendemain.
Subitement alors, il se lève, ouvre sa porte, voit la marchande
parler au voisin, rentre brusquement chez lui, s'habille en un
instant, descend quatre à quatre l'escalier de son appartement,
se précipite au commissariat de police, où il fait irruption, en
disant qu'il vient porter plainte contre son voisin, que celui-ci
avait voulu forcer sa porte et l'assassiner, On le voit surexcité, on cherche à l'apaiser en lui disant qu'on va s'occuper de
sa plainte. Alors, il revient chez lui en courant, mais au lieu
de rentrer dans son appartement, il enfonce la porte de son
voisin, pénètre chez lui, se rue sur sa femme et sur lui, la
main armée d'un coup de poing américain qu'il avait dans sa
poche, les meurtrit et les couvre de blessures; puis il rentre
chez lui, prend un revolver, dont il tire un coup au hasard,
et l'on ne sait ce qui serait arrivé si deux agents de police,
accourus au bruit, ne l'eussent désarmé et emmené au commissariat.

Comme particularités supplémentaires, il y avait à noter que
sa femme, au moment où elle le vit sortir de chez lui, le trouva
si exalté qu'elle prit peur et s'enfuit; que la marchande se
hâta de partir elle-même et de se cacher; que l'agent qui se
trouvait au commissariat au moment où X... y entra remarqua
en lui une surexcitation telle qu'il paraissait comme fou; il faut
noter encore que, dans la matinée du même jour, X..., étant
allé chez sa mère, avait paru à celle-ci sombre et inquiet, sans
qu'il eût un motif particulier de l'être.

Interrogé le lendemain sur les événements, X... montra
qu'il en avait eu conscience. Cependant son récit, sur quelques points, différait de celui des autres témoins. Ainsi, il
dit que ses voisins avaient été les premiers agresseurs et
avaient tenté de l'assassiner, c'est pourquoi il avait couru porter plainte; il dit encore qu'à son retour chez lui il avait été
assailli par trois personnes qui l'avaient frappé à coups de
bâton et lui avaient meurtri la tête; il montrait sa tête où il
croyait qu'on pouvait voir trace des meurtrissures. En parlant
ainsi, il paraissait sincère, mais ses allégations étaient démen-
ties par tous les témoignages.

Quand nous avons vu X..., une quinzaine de jours s'était écoulée depuis l'événement; dans l'intervalle, il avait eu plusieurs crises convulsives. Excepté l'animosité persistante contre son voisin, nous n'avons rien trouvé en lui qui, de près ou de loin, indiquât de l'aliénation mentale. Il conservait le souvenir de ce qu'il avait fait; mais, pendant qu'il nous le racontait, nous l'avons vu s'animer peu à peu et se surexciter comme s'il avait été dans l'action même. L'ayant calmé, nous l'avons vu se mettre à larmoyer comme un enfant et sans motif; il nous a ainsi paru avoir une grande instabilité nerveuse.

Certes, cet homme n'était point un aliéné. Il n'avait assurément pas eu un accès proprement dit d'impulsion irrésistible inconsciente.

D'autre part, les sentiments d'animosité qu'il nourrissait contre son voisin auraient pu d'autant mieux faire croire qu'il avait prémédité son agression, qu'au moment où celle-ci s'est produite il était armé d'un coup de poing américain, que l'on pouvait supposer avoir été pris à dessein.

Cependant il nous a semblé qu'il n'y avait point à tenir compte de ces considérations; que ce qu'il fallait avoir en vue c'est, d'abord, que cet homme, dans la journée, avait dû être un peu malade, puisque sa mère l'avait vu s'inquiéter sans motif; que, s'étant couché, il avait été réveillé à deux reprises rapprochées, et que le trouble dû à ce double réveil, joint à l'indisposition de la journée, avait amené un état de trouble mental qui, augmenté de l'animosité habituelle contre le voisin, avait abouti à une surexcitation particulière, évidemment en rapport avec l'irritabilité épileptique de cet homme; que ses impressions cérébrales s'étaient perverties au point de lui faire éprouver des douleurs céphaliques qui, dans son imagination, étaient devenues des coups de bâton sur la tête, donnés par une bande d'adversaires; que, dès lors, il ne s'était plus possédé et avait frappé à tort et à travers. Il s'était ainsi trouvé, quoique conscient en grande partie, dans un état d'impulsion réelle, et cette conclusion semblait d'autant mieux justifiée que tous ceux qui l'ont vu au moment de l'affaire avaient trouvé qu'il avait l'air absolument égaré. Nous avons donc été d'avis qu'il fallait le déclarer irresponsable, et le tribunal correctionnel de Saint-Gaudens, juge de l'affaire, a adopté nos conclusions.

Nous le répétons : ce n'est point là du tout l'impulsion irrésistible proprement dite des épileptiques ; c'est un entraînement particulier, spontané et involontaire, dû cependant à l'épilepsie. Lorsqu'on le constate dans des conditions identiques à celles que nous venons d'observer, nous estimons qu'il doit entraîner l'irresponsabilité des actes, parce qu'il est l'expression directe de la maladie.

Certes, il ne faudrait pas partir de là pour excuser toutes les violences des épileptiques, toutes les colères et tous les emportements qu'ils peuvent avoir ; ils en ont certainement auxquels la maladie n'a point imprimé sa marque spéciale, où ils n'ont pas réellement perdu tout empire sur eux-mêmes et dont, par conséquent, ils sont responsables.

On pourra, cependant, se demander s'il convient d'être toujours d'une rigueur inflexible à l'égard de tout épileptique qui, en dehors des conditions que nous venons d'indiquer, se laisserait aller à des injures, à des menaces, à des violences, à d'autres délits du même genre. En principe oui, mais il faut tenir également compte des circonstances, et peut-être s'en trouvera-t-il qui, dans certains cas, permettront d'excuser la faute et d'accorder ce qu'on nomme si justement *les circonstances atténuantes*. Mais on ne saurait rien faire de plus.

Pour résumer en quelques mots ce qui vient d'être dit sur les diverses conditions de la responsabilité chez les épileptiques, nous dirons :

Que l'épilepsie en elle-même n'est point une cause d'irresponsabilité, qu'elle peut fort bien laisser à l'individu toute son intégrité mentale, la libre possession de lui-même et, par conséquent, ne point le rendre irresponsable ;

Qu'il y a des états d'impulsion franche, irrésistible, où la volonté est tout à fait annihilée et où, par conséquent, l'irresponsabilité est acquise ; cela peut même se produire dans quelques cas où il n'y a point inconscience des actes ;

Qu'en dehors de cela, tout épileptique réputé sain d'esprit et l'étant réellement, est responsable des délits qu'il a pu commettre, sauf, s'il y a lieu, admission de circonstances atténuantes.

A la médecine légale des épileptiques impulsifs se rattache

une question importante et délicate à résoudre ; nous ne pouvons nous dispenser, non pas de la traiter à fond, mais d'en indiquer les données principales.

Quelles sont les mesures à prendre à l'égard des épileptiques qui, dans un accès impulsif, ont commis un crime ou un délit? Doit-on les séquestrer? Et, si on le fait, combien de temps devra durer leur séquestration? La situation est d'autant plus complexe, qu'elle comprend des éléments contradictoires. D'un côté, en effet, il y a à considérer les prescriptions légales sur la séquestration des individus réputés aliénés et, d'autre part, les éventualités morbides.

Il semble évident et nécessaire que la séquestration suive tout acte délictueux ou criminel commis involontairement par un épileptique impulsif. L'impulsion, dans ce cas, est une aliénation mentale et, en tant qu'aliéné, l'épileptique doit être mis dans l'impossibilité de nuire. Pour cela, il doit être interné dans un Asile spécial.

Mais devra-t-il y rester toujours et ne viendra-t-il pas un moment où il faudra le rendre à la liberté? La situation, ici, est assez singulière. S'il s'agissait, par exemple, d'un homicide commis par un individu ordinaire, non épileptique, non aliéné, le meurtrier, s'il échappait à la peine capitale, aurait certainement à subir une détention perpétuelle. Mais le malade que nous envisageons est un aliéné qui, dans l'état actuel des choses, va devenir justiciable des lois sur les aliénés. Or, ces lois veulent que tout aliéné guéri soit mis en liberté. Par conséquent, s'il vient à guérir, ce qui n'est point impossible, notre épileptique impulsif, qui a été homicide, devra, en dépit de son acte criminel et conformément aux lois, être rendu à la liberté. Nous ne croyons pas que, dans l'état actuel de notre législation, il soit possible de faire autrement, et c'est avec raison que M. Giraud a dit récemment que des experts dépassent leur mission lorsque, ayant à se prononcer sur les mesures à prendre à l'égard d'un épileptique inculpé de crime, ils demandent dans leurs conclusions que cet homme soit pour toute sa vie renfermé dans un Asile d'aliénés (¹). Ils sont fondés à demander la séquestration, mais non la séquestration perpé-

(¹) A. GIRAUD. — Revue de médecine légale (*Annales médico-psychologiques*, 1886, t. II, p. 251).

tuelle, parce que, conformément aux lois, ils doivent tenir compte des éventualités d'une guérison.

C'est au médecin de l'Asile d'aliénés à qui ces individus sont confiés que le soin incombe de déterminer ce qu'il convient de faire à leur égard. Nul doute que ce médecin sera prudent et qu'il ne proposera la sortie d'un épileptique impulsif qu'après une très longue période de contrôle, pendant laquelle il aura pu constater la disparition de toute tendance impulsive, si faible qu'elle soit. Il y aurait lieu assurément de ne pas considérer comme guéris les épileptiques qui, bien que n'ayant plus ni grandes attaques, ni vertiges, ni absences, ni impulsions d'aucune sorte, conserveraient néanmoins la moindre irritabilité. Et encore, alors même que cette irritabilité n'existerait pas, le médecin d'Asile ferait bien de ne pas prendre seul la responsabilité d'une mise en liberté. M. Burlureaux donne à cet égard un conseil très sage, qui est de demander une consultation écrite de plusieurs confrères. Il faut encore, à notre avis, aller plus loin et spécifier que ces confrères consultants devront avoir un mandat officiel et avoir été désignés par l'autorité compétente, administrative ou judiciaire.

Mais encore, même en s'entourant de toutes ces précautions, il est certainement très aléatoire de provoquer la mise en liberté d'un épileptique impulsif, et tel fait dont nous avons eu à nous occuper nous porterait à nous prononcer pour la séquestration perpétuelle. C'est par lui que nous terminerons.

Il y avait à l'Asile public d'aliénés de la Haute-Garonne un individu qui y avait été interné en 1864, à la suite du meurtre d'un de ses amis, meurtre accompli sans motif, d'une manière entièrement imprévue et soudaine, et que G. Marchant, alors directeur de l'Asile, chargé de se prononcer sur les conditions de responsabilité de cet homme, n'avait pas hésité à rattacher à la folie épileptique impulsive. Dans les années qui suivirent l'internement, bien des particularités étaient venues confirmer ce diagnostic. En 1882, au bout de dix-huit ans, la famille de cet homme demanda qu'il lui fût rendu. Elle se basait sur ce que depuis longtemps il était calme ; que depuis longtemps il n'avait manifesté aucune tendance impulsive ; que toute marque d'épilepsie avait disparu ; qu'il était âgé de près de soixante-douze ans ; que ses facultés mentales s'affaiblissaient et que,

dès lors, il semblait devoir être inoffensif. Le docteur Bouteille,
qui avait succédé à G. Marchant, reconnaissait le bien-fondé
de la demande de la famille. Cependant, il n'osait pas prendre
sur lui seul la responsabilité de la mise en liberté et il pria
l'autorité administrative de lui adjoindre deux confrères pour
examiner la situation. Le mandat fut confié à M. J. Basset et à
nous-même. Nous pûmes constater que l'interné était très
calme, qu'il ne manifestait absolument aucune idée délirante,
que quoiqu'il ne fût pas entièrement dément, ses facultés
intellectuelles paraissaient réellement affaiblies. Le Dr Bouteille nous affirma que, depuis plusieurs années, il n'y avait
plus trace ni d'épilepsie ni de manifestations délirantes, et que
l'irritabilité, autrefois grande, avait perdu toute sa force. Nous
fûmes d'avis que la sortie fût accordée. Toutefois, pour ne
rien compromettre, nous demandions, dans notre rapport, que
ce fût d'abord seulement à titre provisoire et que, chaque mois,
jusqu'à nouvel ordre, l'individu fût examiné par le Dr Bouteille qui, au bout de six mois d'essai, pourrait, s'il y avait
lieu, demander la sortie définitive. Or, la sortie provisoire eut
lieu le 14 janvier 1883 et, dès le 13 avril suivant, la famille
elle-même demanda la réintégration dans l'Asile. A peine arrivé
chez lui, le malade était redevenu irritable ; on voyait réappa-
raître ses tendances impulsives d'autrefois et l'on en venait à
craindre que, malgré son grand âge, il ne fît de nouveau
quelque malheur. On se hâta de le réintégrer ! Il est décédé à
l'Asile en 1887. Ce fait est certainement bien instructif et
propre à rendre exagérément réservé sur la mise en liberté
des épileptiques qui ont eu des impulsions irrésistibles.

TABLE DES MATIÈRES

144 VICTOR PARANT

Bordeaux. — Imp. G. GOUNOUILHOU, Rue Guiraude, 11.